版编目（CIP）数据

在家庭：重新爱你的内在人格，疗愈过去受的伤/留佩萱著.

中国青年出版社，2024.6

7-5153-7272-3

Ⅱ.①留… Ⅲ.①精神疗法 Ⅳ.①R749.055

版本馆CIP数据核字（2024）第075958号

拥抱你的内在家庭：重新爱你的内在人格，
愈过去受的伤

者：留佩萱
任编辑：于明丽
字编辑：吴梦书
术编辑：杜雨萃
版：中国青年出版社
行：北京中青文文化传媒有限公司
话：010-65511272 / 65516873
公司网址：www.cyb.com.cn
购书网址：zqwts.tmall.com
印　刷：大厂回族自治县益利印刷有限公司
版　次：2024年6月第1版
印　次：2024年6月第1次印刷
开　本：880mm×1230mm　1/32
字　数：140千字
印　张：6.5
京权图字：01-2023-0666
书　号：ISBN 978-7-5153-7272-3
定　价：53.00元

版权声明

留佩萱 著

拥抱
内在家

重新爱你的内在人格，疗

Internal Family Sy

中国青年出版社

图书在版

拥抱你的内
—北京：中
ISBN 978-

I．①拥…

中国国家

版權所有
本書版权
北京中
簡體中
委任英
非經書

拥抱
疗

作
责任
文字
美
出
发

目 录

献给每一位保卫者：

谢谢你如此努力保护想保护的人，

辛苦你了。

献给每一位被放逐的内在孩子：

你是重要的、有价值的，你是被爱的。

用自我领导的方式生活

这本书是在谈论如何使用内在家庭系统疗法（Internal Family Systems, IFS）来帮助我们自我疗愈，而我会接触和学习内在家庭系统疗法，都是因为我的督导路易丝·埃尔曼（Lois Ehrmann）博士。埃尔曼博士是美国宾夕法尼亚州创伤治疗中心"个人与家庭选择"（The Individual and Family CHOICES）的创办人，而CHOICES这个机构是我内在家庭系统疗法之旅的启蒙点。于是，我邀请埃尔曼博士帮我写推荐序，以下是她的推荐序。

我和佩萱于2012年认识，她当时是我在宾夕法尼亚州立大学家庭咨询课堂中的硕士生。她聪明、美丽，在课堂中努力了解家庭是如何在这个复杂的世界中运作的。2014年，我又遇见她，她来参加在CHOICES举办的"与路易丝一起共进午餐"（Lunch with Lois）活动，当时她已毕业，在一家社区机构工作。再一次，我可以从她的眼睛和灵魂中看出她迫切地想要了解内在家庭知识，理解内在家庭系统如何在复杂的世界中运作，以及如何在我们既丰富又复杂的心灵、身体和精神中运作。

从那时开始，佩萱没有匆促地跑入或跳进这个理论，而是展开翅膀翱翔在内在家庭系统治疗模式课程中，她也同时回到宾夕法尼亚州立大学就读博士。在博士就读期间，她申请到我们创伤治疗中心实习，因为中心里的许多同事已经认识她，大家都很开心她能够加入我们。博士实习期间，佩萱学习了许多我们中心创伤治疗的模式，像是眼动脱敏再处理疗法（Eye Movement Desensitization Reprocessing，EMDR）、内在家庭系统疗法（IFS）、神经反馈（Neuro feedback）、表达性艺术治疗（Expressive Art Therapies），她也很快地上手并熟悉这些治疗模式。虽然她在我们小小的社区咨询中心有很大的贡献，但很明显，她注定要去完成一个更大的使命。对于能够在她的旅途中帮助她筑起自己的路，我既觉得荣幸也感到幸运。

　　她完成博士实习后，继续在CHOICES机构兼职咨询个案、累积时长并拿到执照，同时也开始写书。她给过我几本她写的书，虽然很可惜，我无法读懂中文，但看到书中的一些图案，我知道她正在和这家机构、这个州、这个国家以外的更多人分享。她跟我说她现在在写的这本书不只是给治疗师或是志愿者，而是要写给每一个人。

　　佩萱知道内在家庭系统疗法有种独特的语言，让不同年纪或处境的人可以使用这样的方式做疗愈。从她自己个人和专业上的内在家庭系统疗法旅程，她见证了当我们能够倾听来自内在系统的智慧时，我们就更能同理和理解。我记得在佩萱开始接触内在家庭系统疗法时，我告诉她，我自己刚接触内在家庭系统疗法时觉得自己精神错乱，因为我在自己的内在家庭系统治疗中，竟然在和内在的孩子们讲话，更不可思议的是，他们竟然跟我回话！我告诉她，当时我的内在部分跟我分享的信息，让我自己展开了一场神奇的旅程，让我处理过往的创伤。

从那刻开始，我看着佩萱踏入内在家庭系统理论的领域，开始认识她内在的各种不同部分，理解她的内在系统如何运作。然后她开始看见自己的自我（Self）和自我能量（Self Energy），从她的那个内心来源带来多少疗愈的力量。逐渐地，我见证佩萱开始沐浴在自我能量中，我也看到她开始凭身心实践着用自我领导的方式生活。她变得有自信、有悲天悯人的情怀、清晰的思绪，也很专注。她越能够处在自我领导的状态中，她就越清晰地知道她要往哪里去以及知道她该怎么做。

这本书代表了佩萱如何以身心实践内在家庭系统疗法中的自我。当一个人的生活是来自自我的领导时，她就会想把这样的疗愈也带给别人，这也是为什么我当初在宾州中部创办了一家创伤治疗中心。对于佩萱来说，这本书将她对内在家庭系统疗法的爱传达给其他人，这是她传达怜悯与疗愈的方式，而能够疗愈，是每个人与生俱来的权利。

路易丝·埃尔曼博士

内在家庭系统疗法认证治疗师

前言

让自己重新当一个人

这是一本花了三年才开始动笔写的书。

2018年我签了这本书的书约，到2021年，终于开始动笔。间隔这么久，是因为我内心对于写这本书充满恐惧、焦虑和矛盾情绪。

这是一本介绍内在家庭系统疗法（Internal Family Systems Therapy，IFS）的书。内在家庭系统疗法是我做心理咨询时主要使用的治疗模式，我非常喜欢这个模式，所以有一部分的我对于写这本书很兴奋，希望可以将这个模式介绍给大家，让大家可以疗愈自己。

另一部分的我对于写这本书充满焦虑，这部分的我呐喊着："你凭什么写这本书？你又不是专家！你有办法写得让大家读得懂吗？"虽然过去几年我读遍有关内在家庭系统疗法的书，也参与了许多课程，但这部分的我还是觉得："不够！你还不够了解，你没有资格写这本书！"

过去几年的阅读、上课以及自己成为个案的经验，让我对内在家庭系统疗法更为理解，我意识到要了解这个理论不能只停留在认知层面，还需要实际去体验和感受。我越了解这个理论，有一部分的我对于写书就越感到恐惧："我要怎么把体验式的内容写出来？如果我写不好，让大家误解这个理论怎么办？"

此外，我内心还有一个声音说："写这本书时，不要展现自己的脆弱面，不要分享任何自己的故事，停留在理性层面，传递信息就好！"然后另一个声音反驳说："可是，我目前读到的让我很感动的书，其亮点都来自作者展现出的人性，而不是书中提供了多少信息。如果这本书要和读者产生联结，那我也需要展现我的脆弱面。"

过去三年来，这些纷乱的声音时常在我内心出现——"来写吧！""不行，还没准备好！""天哪，我写得出来吗？""不要分享自己的故事！""如果要分享，我该分享多少？""如果我分享自己的脆弱面，别人会怎么看待我？""那不要写好了！"

经过了三年的挣扎，终于在2021年，我觉得可以开始写这本书了。

我不需要完美，只要让自己出现就好

会决定开始写，并不是因为我准备好了。我内心仍然充满上述各种矛盾与挣扎，每次打开稿子，内心都会冒出退缩的声音："我可以不用写，继续向出版社延迟交稿就好。"

会决定开始写，是因为我理解到：我不需要完美，因为我是人。没有人是完美的，我无法等到完美了再来写这本书，对我来说更重要的，是如何在不完美中让自己持续"出现"。

2020年暴发的新冠疫情，让我重新学习如何当个人类——我们每个人都不完美，但都很完整；我们都有缺陷，也都值得被爱；我们很脆弱，同时也很坚强；生命很易碎，同时也充满复原力；我们都会犯错，同时也在成长。

疫情带来的焦虑、哀伤、生活形态的变化，让我有机会去更贴近自己的不同面——我有能力包容理解、能够做出贡献帮助他人；同时我也有局限、有自私面、有不安全感、有恐惧、有愤怒与无助。这些都是我，都是我的一部分，都是身为人类的感受与历程。

人类，真的很复杂。我们可能都被伤害过，也都当过那位伤害别人的人；我们被欺骗背叛，也可能欺骗背叛过别人；我们都做过让自己后悔或羞愧的行为；我们渴望有归属感、希望被看见，但又害怕展现脆弱、展现真实的自己后会被拒绝；我们努力了解自己，有时候却又完全无法理解自己为什么会做出这些行为；我们不愿意原谅人，却又希望自己被原谅；我们感到快乐、喜悦、痛苦、悲伤、愤怒、忌妒、失望……我们希望自己可以真实地活着，但又不断推开生命中真实的情绪。

身为一个人，就是如此的复杂，我们都一样，没有谁比较优越或低劣，我们都有不同的部分、想法、情绪、行为，我们都很矛盾，有时甚至无法理解自己。

而这本书，我想借由介绍内在家庭系统疗法，来帮助大家理解自己的不同面，更认识自己、理解自己发生了什么事情，以及帮助自己疗愈。

邀请你，走上疗愈之旅

我决定开始写这本书。我不是专家，也不完美，我还在不断学习内在家庭系统理论，继续探索和理解自己，而我想邀请你一起踏上这趟疗愈旅程。

这趟旅程并不会很顺遂，而是会很颠簸，读这本书可能会触发你的各种情绪和痛苦，而我想邀请你去觉察，在每次情绪冒出来时，去欢迎它们，和它们待在一起，哪怕只有一会儿。若这本书激起你非常剧烈的情绪和创伤，我非常推荐你去找一位专业的创伤治疗心理咨询师，帮助你一起处理问题。

另外，这本书需要你按照章节顺序阅读，我也邀请你慢慢地读这本书，每读几个段落就暂停下来，让书中信息慢慢沉淀，尝试书中的练习。这个理论需要你实际去体验和感受，唯有慢下来，才能让理解进到你的心和身体里。也邀请你准备一本笔记本，边阅读边记录你内心的反应，这本书会邀请你做许多练习，当然，你不需要第一次阅读时就做完全部练习，每次做你觉得适当的量就好。你是最了解自己的人，你知道自己需要什么。

世界著名治疗师欧文·亚隆（Irvin Yalom）提到，心理治疗师和来访个案是"同路人"（Fellow travelers），治疗师的角色不是"专家"，不是高姿态地拯救，而是和个案一起肩并肩地走着。这也是我写这本书时脑中的画面，当你踏上这条自我理解的路时，我会在你旁边，和你肩并肩走着。

欢迎你踏上这段走进内心世界的旅程！

留佩萱

为什么我们会有时温和，有时暴躁，

上一秒和下一秒判若两人？

原来是我们内心居住的各种情绪"部分"，

掌控了我们的外在表现。

Part 1

第一部分

你的内心，住着一个大家庭

01 邀请你走进内心世界

要"走进内心"也需要花一点时间练习，因为这个社会长期训练我们把注意力放到外部世界。许多人很害怕进入内心世界，那里就像是一大块黑影，你害怕靠近，不想看见黑暗处有什么。

在这本书一开始，我想请你先阅读以下的句子，你有没有经历过以下这些想法或情绪呢？若有，可以在这些句子前面打钩。

□ 觉得自己要不断工作，不可以休息

□ 自我批评：怎么什么事情都做不好！自己怎么那么糟糕没用

□ 对于要拒绝人，内心觉得非常恐惧或内疚

□ 觉得自己不够好、没有价值

□ 批评自己的身材和外表

□ 明明不饿却有想要吃东西的冲动

□ 对于朋友拥有的东西感到羡慕或忌妒（尤其看到朋友又发布照片说自己去哪里玩、去哪家餐厅吃饭、收到什么礼物）

- [ ] 花许多时间看社交网站上的文字和照片，或花许多时间照相和编辑照片，让你可以发布一张美丽的照片
- [ ] 当你在社交网站上的文字或照片得到不够多的关注时，觉得自己是不是不够好
- [ ] 担心伴侣会喜欢上别人、抛弃你
- [ ] 不断担心会发生很糟糕的事情
- [ ] 觉得自己不够美丽、不够好看，没有人会喜欢你
- [ ] 因为担心会被批评或害怕失败，所以不敢尝试新东西
- [ ] 因为害怕会孤独，所以不敢跟伴侣分手
- [ ] 觉得自己需要照顾别人，别人的需求比自己的需求更重要
- [ ] 当别人伤害到你时，感到愤怒
- [ ] 经常和周遭的人做比较，觉得自己比较好时会感到优越；觉得别人比较好时，就感到羞愧、不如人
- [ ] 想要控制一切，觉得事情一定要照着你的计划进行
- [ ] 生气时，对伴侣（或家人、朋友、同事）说出伤人的话语，事后觉得很后悔
- [ ] 没自信，觉得自己什么都做不好
- [ ] 觉得在别人面前要展现出很完美、快乐、一切都很好的样子
- [ ] 觉得非常孤独、没有人真的理解你
- [ ] 追求完美主义，觉得什么事情都要做到完美，不可以犯错
- [ ] 对于生活提不起劲，没有动力
- [ ] 觉得非常忧郁

□ 批评别人、见不得别人好

这些情绪和想法，你经历过哪些？如果觉得几乎每一种都经历过，那么你一点都不孤单。我曾经在课堂中做过这样的小活动，我请班上的研究生读这些句子，如果经历过以上情形，就在句子旁打钩，而每个句子旁都有非常多的钩。

我们每个人都会经历这些情绪或想法，这是非常正常的。可能对你来说，有些内在声音比较剧烈，有些比较轻微，而有些声音你可能非常熟悉，因为它们住在你心里很久了。

接下来，请再回去读一遍以上自己勾选的句子，这次则是思考：你对于这些想法、情绪或内在声音有什么感觉呢？当它们出现时，你通常如何反应？有没有哪些想法你很喜欢，而另外一些想法却很讨厌呢？

以我自己为例，我内心有个很大的声音总是跟我说："你要工作！不可以休息！"这部分的我很会安排每日行程，列出待办清单，善用时间，让我每天可以完成许多事情。通常我都非常喜欢这个声音，也为自己很有生产力和效率而感到骄傲。

但是休息时，这个声音还是会出现，持续在脑中呐喊："你怎么可以休息，要工作！没有利用生产力的时间就是浪费！"有时候这个声音让我在放假时又开始工作，这时我就会冒出其他情绪：对于这个声音感到生气、对于休息感到内疚、对于放假还工作感到不满。

这是我自己的一个小例子，对于上述清单中列出的情绪和想法，我也有不同的感受——有些声音我很喜欢，有些则很希望它们赶快消失，而有些，让我非常不想承认自己居然有这些情绪和想法！

也请你花一点时间，挑几个你很熟悉的情绪或想法，思考一下：你对于这些情绪或想法有什么感觉？你喜欢它们吗？讨厌它们吗？这些内在声音出现时，你都怎么回应呢？请打开笔记本，写下你观察到什么。

邀请你，走进你的内心世界

你所勾选的上述句子中，或许有一些让你很想把它们赶走、希望它们消失，而市面上也有许多心理学的书在帮助你对抗、改变或赶走这些想法。

但这本书的目的并不是要把这些不喜欢的声音赶走，我想要介绍一个新的方式，帮助你抱着好奇心认识这些想法或情绪，和它们建立不一样的关系。

这个新的方式也不是我发明的，而是来自一个我学习了好几年、在咨询中主要使用的治疗模式，叫作"内在家庭系统疗法"。这个治疗模式叫作"内在家庭系统"，也就是说，需要你走进内心：把注意力放到自己的想法、情绪、身体感受上，去观察内在发生了什么。

要走进内心也需要花一点时间练习，因为这个社会长期训练我们把注意力放到外部世界，我们习惯从外界获得赞赏、肯定、满足感。许多人很害怕进入内心世界，那里就像是一大块黑影，你害怕靠近，不想看见黑暗处有什么。

于是，我们发展出各种方法，让自己不需要去感受内在经验。譬如当我感到焦虑时，就会开始浏览社交网站，让自己逃离当下的焦虑感受。你可能也有类似经验，当感到焦虑时，就开始漫无目的地刷手机、追剧、网购……美国心理治疗师洛莉·戈特利布（Lori Gottlieb）在其著作《也许你该找个人聊聊》中说，"网络"是非常有效的"止痛药"，可以帮助我们暂时逃离痛苦。纪录片《智能社会：进退两难》（*The Social Dilemma*）中一位开发社交网站的软件工程师也说，社交网站就像是"电子奶嘴"，帮助我们在焦虑不适时转移注意力。

而这本书，我想借由介绍内在家庭系统疗法，帮助你走入内心世界，带着光去照亮内心深处的黑暗处，看看那里有什么。

把想法和情绪，想象成你的内在家庭成员

跟个案介绍内在家庭系统疗法时，我常会提到电影《头脑特工队》（*Inside Out*）。没看过《头脑特工队》的人，我非常想向你推荐这部电影。这部电影描绘了小女孩莱莉脑中的不同情绪角色——乐乐、忧忧、怒怒、厌厌、怕怕，每个情绪都是住在她脑中的一个小角色，帮助她面对每天出现的挑战。

同样地，我想邀请你把上述勾选的声音、情绪和想法，想成来自你内心的不同角色——你内心有不同人物在跟你说话！在内在家庭系统中，我们将这些内在人物称作"部分"（Parts），它们就像是住在我们内心的人（或称作"次人格"），各自有着不同的情绪、想法、信念和行为。

听到"内心住着不同人格"，你可能会有点紧张，害怕是不是自己有问题，毕竟主流西方心理学理论都认为人是单一心智。但是内在家庭系统理论认为人是多元心智，也就是说，我们内心有多重人格（不同部分），这是很正常的。我想邀请你抱着开放与好奇的心态，试试看用这样的观点理解自己。

就如同一个家庭中成员间会互动，我们的内在部分彼此间也会互动。譬如我内心有个很强烈的"照顾人"部分，常常觉得自己要满足别人的需求，所以会接下许多工作和讲座，让我失去休息时间。我内心另一个部分对于"照顾人"部分非常不满，常指责"照顾人"部分："你为什么又答应这么多事情？不是说了要练习拒绝吗？"而当内心出现这些争吵让我感到焦虑时，"分心"部分就会跳出来，让我用浏览社交网站转移注意力。

那你呢？你的内心住着哪些部分？它们都在跟你说些什么？彼此之间又如何互动？如果可以制作一部描绘你内心世界的《头脑特工队》电影，这部电影中会有哪些角色？它们会长什么样子？

你的内心，有一整个大家庭

你或许听过"内在小孩"这个词，而我现在要跟你说——你内心不只有个内在小孩，而是有一整个内在家庭，这个内在家庭有各式各样的成员：小孩、青少年、成年人或是非人类的角色，他们每个人都有自己的想法、信念，做不同的事情。

他们都是我们的内在部分，是住在我们内心的不同人格。而内在家庭系统理论相信：每个内在部分都是想要帮助我们，都是非常重要的。

你可能会很困惑：我内心的声音不断批评我、对伴侣感到忌妒、让我暴饮暴食……这些行为怎么会是要帮助我？很多时候，我们的内在部分被冻结在过去，他们以为你还是个无助的小孩，卡在过去的处境中，于是依然沿用过去的方式，不知道你现在已经长大成年，拥有更多资源与方法。

内在家庭系统疗法并不是要把这些部分赶走，而是帮助我们重新认识与爱每个内在部分。我们内心世界的人际关系，映照着我们外部世界的人际关系。如果你很讨厌自己的脆弱面，就同样会很讨厌另一个人展现的脆弱面；如果你对自己的身材感到羞愧，就会常常批评别人的身材；如果你无法跟自己的悲伤情绪待在一起，也就无法跟别人的悲伤情绪共处……

我们能够接纳自己的每一个部分，就能够去接纳其他人，而内在家庭系统疗法就是要帮助你改变和自己内在世界的关系。

内在家庭系统模式可能对你来说非常的新奇，你可能会觉得很困惑，而我想要邀请你，抱着开放的心态，让自己尝试去理解。也请把笔记本准备好，一边阅读一边做笔记，记录你的内心状态，以及即将认识的，住在你内心的人们。

你准备好进入自己的内心世界了吗？

02 把你的内心，想象成一个家

每当不同的内在部分进到你心中的客厅、操控着"主控台"时，他们便让你呈现不同的情绪、行为、想法，以及用不同的角度和态度看待世界。

一行禅师（Thich Nhat Hanh）曾经用房子和客厅的比喻来形容人的意识和心智，在这里，我也用类似的比喻来讲解内在家庭系统理论——请把你的内心想象成一栋有两层楼的房子。楼上有个客厅，楼下有许多房间。

想象这栋房子是你内在部分住的家，平常这些内在人格都住在楼下的房间里，当他们觉得被需要时，就会进到楼上客厅。如果用电影《头脑特工队》来做比喻，这个客厅就是电影里有"主控台"的地方。如同电影中"怒怒"掌控主控台时，小女孩莱莉就会开始发脾气，你的不同内在部分进到客厅，操作主控台，决定你有哪些情绪、想法或行为。

譬如写这份稿子时，我的客厅就出现好几个内在部分——"作家"

部分在打字，而"焦虑"部分在旁边走来走去，不断碎碎念："你有办法把这个主题写清楚吗？你写这些内在不同人格，会不会让读者很困惑？""焦虑"部分让我很不舒服，所以另一部分开始让我分心，让我写作时常常打开电子邮件或社交网站，转移注意力。

或许正在阅读这本书的你，内在客厅也出现好几个部分：可能有个"喜欢学习"的部分让你拿起这本书、想要帮助自己疗愈。也可能有另一个部分充满疑惑："什么？你说我的内心有不同人格，这是什么意思？我有问题吗？"或者，有另一个部分的你正在担忧生活中的其他事情，让你无心专注阅读这本书。

邀请你现在暂停手边动作，花一点时间，去觉察你现在内心的客厅有哪些人和声音。请拿起笔记本，写下你观察到的内在部分——他们有哪些声音、想法和情绪？他们现在在说些什么？

不管现在客厅出现了哪些内在部分，我想跟这些部分说声"嗨！"，也邀请你跟他们打个招呼。你内在家庭的每一个角色都是重要的，都是被欢迎的。如果你现在内心有个部分对我书写的内容感到怀疑，这也是非常正常的，这个部分在帮助你不要轻易相信任何事情，他在做的事情非常重要呢！

不同心理学派用不同理论来解释人的心智，或许内在家庭系统疗法所提及的"多元心智"对你来说非常新奇，你也不用立刻接受这些内容，我邀请你抱着开放好奇的心态，尝试用这个角度来探索自己。

谁在操控主控台

一天当中，很多不同的内在部分会进到客厅中，帮助我们面对生活中的各种事物。譬如写书时，我的"作家"部分就会出现写作；在教课时，我的"教授"部分会授课、带领学生做讨论。

这就是为什么许多人在不同场合时，好像是完全不一样的人——工作时非常严肃、不苟言笑，和熟悉的朋友相聚时可以轻松诙谐。有人平常非常害羞退缩，但是一站到舞台上表演时全身充满自信。

每当不同的内在部分进到客厅、操控着"主控台"时，他们便让你呈现不同的情绪、行为、想法，以及用不同的角度和态度看待世界。

有些时候，我们年幼的内在部分也会被触发。譬如你现在可能已经四十岁了，但每次回老家和父母互动时，父母的话语依然让你感到无助、痛苦、不知所措，因为你内心的"小孩"部分出现了，你仿佛变回了小孩子。

不同的有关内在家庭系统的书会用不一样的方式比喻内在部分，如果使用智能型手机的话，也可以把你的内在部分想成手机应用软件（APP）。一天当中，你会根据不同需求去点选手机里不同的APP——收信时会点开邮件APP，查天气时会点开天气预报APP，查地点时会点开地图APP，听音乐时会点开音乐播放APP……

每一个APP就像是一个内在部分，根据一天中发生的不同情况，他们会在适当的时候出现。

有时候，可能是周遭的人触发了你的情绪APP，譬如伴侣说的一句话，点开了你的"生气"APP，于是愤怒掌控了主控台，你因此开始指责伴侣；或者同事的言语让你感觉自己被贬低，开启了"攻击"APP，于是你开始用尖酸刻薄的话反击。

另一个我很喜欢的比喻是开车，当你的某个内在部分坐上了驾驶座时，他就成为那个掌控大局的司机。

若"爱批评"部分坐上驾驶座，你就开始用批评的眼光看待事情，不断批评别人；若"愤怒"部分坐上驾驶座，你就化身为愤怒使者，可能做出伤害人的行为。这些不同的比喻都在解释我们内在有非常多不同的"部分"，有着不同的想法、行为和情绪。

当不同的部分站上主导位置时，你就会出现不同的想法或情绪。

读到这里，我想邀请你暂停下来，反思一下：你的内心世界是什么样子？哪些部分常常出现在客厅中？哪些部分经常主导你的生活？这些内在部分之间的关系如何？他们相处得好吗？还是常常会吵架？

你内心的家，有战争吗

对于许多人来说，他们的内在家庭就像是有一场永不停歇的战争，每时每刻都有不同的内在部分在互相吼骂、攻击、贬低对方。

譬如，可能有一部分的你大吼："赶快把工作辞掉，不要花时间做你不喜欢的事情！"而另一部分大叫："辞掉工作会充满未知，待在熟悉的环境就好！"一部分的你喊："跟伴侣分手吧，这段关系已经枯死了！"而另一部分的你说："分手后就要孤独一个人，可能以后再也找不到伴侣了。"一部分的你愤怒地说："你就是这样，什么都做不好，才没什么成就，你怎么这么笨？"还有一部分每天批评你的身材："你怎么又胖了！"

我猜想，许多人对于吵闹的家庭场景并不陌生，而许多人的内心世界也是这个样子，像一场战争，内心的不同部分互相攻击、责备对方。

如果你发现自己的内在家庭非常嘈杂纷乱，恭喜你，你觉察到了，觉察是改变的第一步。

你可能很想把某些部分赶走，或是叫他们安静闭嘴，这也很正常。

开始自我觉察

试着回想最近发生的一个让你产生情绪反应的事件（譬如：和伴侣吵架），邀请你闭上眼睛，让自己回到那个事件当下，然后仔细觉察内心出现的情绪、想法和身体感受（譬如：感受到很不受重视）。然后，把这些反应和感受视为来自你内在部分的信息，花一点时间去了解这些部分（譬如：去了解这个"感觉不被重视"的部分），你可以在笔记本上写下这些答案。

（1）这个部分如何出现？当下你有什么情绪、想法或身体感受呢？

（2）你在身体的哪里感受到这个部分？你会如何描述这样的感受？譬如感觉到紧绷还是沉重？温度是冷还是热？这个感受的强烈程度如何？

（3）如果我们可以放个麦克风到这个部分旁边让他说话，他会说什么？

（4）如果可以帮这个部分取名字，你想要叫他什么？他有什么图案、颜色或形状吗？你可以在笔记本上画下这个部分。

（5）你对于这个部分有什么感觉呢？（你欢迎他吗？还是想赶走

他？还是对他充满好奇？）

这些答案都没有对或错，也没有标准答案，如果你觉得你没有答案，也没关系，认识自己的内在部分需要时间。接下来几天，我邀请你每天观察自己的内心世界，当你觉察到内心冒出不同的情绪、想法或身体感受时，可以暂停下来，感受一下：这是哪个部分？他在说什么？他在哪里？

觉察也需要练习，我们越去觉察，就能越快觉察到。慢慢地，你就能认识你内心的丰富世界。

03 进入"自我"，成为内在家庭的领导者

我们内心除了有不同"部分"外，还有一个"自我"（Self）。当你的内在部分能够暂时跟你分离时，剩下的就是你的存在、你的本质。

读到这里，你可能会感到疑惑：如果我内心有这么多不同部分，那么到底哪个才是真正的我？我到底是谁？

这是一个非常重要的问题，而在回答这个问题之前，我想先介绍内在家庭系统治疗模式是怎么建立的。内在家庭系统疗法的创始人理查德·施瓦茨博士（Dr. Richard Schwartz）当初是从个案身上听到他们谈论自己内心的不同部分，而建立这个治疗模式的。

好的坏的，每个部分都是重要的

20世纪80年代，施瓦茨博士是一位刚从学校毕业的家庭治疗师。不同学派的治疗师对于如何做心理咨询有不同观点，家庭治疗的训练过程告诉他，个案的问题源于家庭成员之间的关系问题。所以，相较

于一般治疗师把重点放在个案的内心，家庭治疗师会把家庭当作系统来看待，认为改变了系统中的人际关系，就可以解决个案的问题。

当时施瓦茨博士治疗了许多患有厌食症和暴食症的个案，但是却发现即使改变了和家庭成员间的关系，他们饮食失调的行为还是没有改变，这让施瓦茨博士感到非常受挫，于是他开始询问个案：你和家人间的关系已经改变了，为什么还继续卡在这里？

然后，他开始听到个案们谈论来自内心的不同声音，个案们用"部分"这个词来形容内心的不同声音和想法，就好像是他们内心住着不同人。譬如一位女性个案黛安说，有一部分的她很悲观，不断说："你做什么都没用，不可能会好的！"另一部分的她觉得很羞愧、自己很糟糕。除此之外，她内心还有另一部分对于悲观感到很愤怒。

施瓦茨博士对于个案的内在声音非常感兴趣，家庭治疗的训练让他习惯从系统角度去看待成员间的关系，于是他也开始从系统角度去理解内在部分——就如同家庭成员之间会吵架，他发现这些内在家庭成员之间也会吵架、有争执。

施瓦茨博士开始请个案和他们的内在部分对话，而让他诧异的是，许多个案真的能够和心里的内在声音对话。譬如施瓦茨博士请黛安问她的"悲观"部分："为什么你要让我这么无助？"而"悲观"回答："我让你悲观，你就不会保持希望，这样才不会受到伤害。"

原来，这个"悲观"部分是想要保护黛安。施瓦茨博士发现，每一个内在部分都是想要保护我们。

唯有真的愿意走进内心世界，才会知道里面有什么

读到这里，我想邀请你暂停一下，闭上眼睛做几次深呼吸，把注意力放到你的内心世界——现在你觉察到哪些情绪、想法、反应呢？请在笔记本上写下你的观察。

如果有一部分的你对于"跟内在部分对话"感到非常困惑，你一点都不孤单，我也是。

不只是我，施瓦茨博士当时听到个案谈论内心的不同声音，还能跟内心不同人对话时，他非常恐惧担忧，认为他的个案们是不是"疯了"。直到后来他开始尝试进入自己的内心，发现原来他内心也住着各种不同人格。

2015年我开始学习内在家庭系统疗法，当时我被内在家庭系统吸引，但也同时充满困惑和怀疑。我高中和大学都念三类组①，没有宗教信仰，相信凡事要有科学佐证。我只相信眼睛看得见的东西。

当时"内在小孩"的概念对我来说就只是一种"比喻"，我可以"想象"我在跟他们说话，但是内在家庭系统疗法却说这些内在部分会回话，让我无法理解——如果他们会回应，并且这些回应不是我捏造出来的，这样表示他们是真的？这是什么意思？难道我的内心真的有不同人格？我这样正常吗？

---

① 中国台湾地区的高中会根据考试的不同科目将学生分成三组，其中三类组学生要考的科目包括语文、英文、数学、物理、化学、生物。一般来说，三类组的学生会更倾向于报生物科技类或是医学类专业的志愿。

上内在家庭系统的课时，对于课程中的咨询演练我都会感到非常焦虑。当治疗师引导我跟内在部分对话时，我会不断思考分析：这样做是正确的吗？要怎么听到内在部分的回应？我听不到任何声音啊，难道要编造一个答案给治疗师吗？

现在回头看，我意识到过去的我都是用"大脑"在过生活——不断"思考"和"分析"，停留在大脑层面。过去几年来，即使几乎读遍每本有关内在家庭系统的书、上过许多课，我仍是用大脑在理解内在家庭系统，不断"分析"自己的内心部分。

直到我找了一位内在家庭系统疗法的治疗师，自己当了个案后，才终于慢慢从用大脑转向用身体去感受和体验——我开始练习和内在部分对话，然后发现，原来当我愿意倾听时，真的能接收到来自内心的信息。

现在的我，对于人类内心的复杂和奥秘感到惊叹，我理解到很多事情不是眼睛能看见或科学能证明的。学习内在家庭系统疗法为我开启了一场新的旅程——我让自己真正走进内心世界，而不是去"分析"内心世界。

不管你现在相不相信这些内在部分，我都想邀请你，让自己暂停下来，去仔细倾听内心深处的声音。

唯有真的愿意走进内心世界，才会知道里面有什么。

如果你内心有许多部分，那么你到底是谁

回到20世纪80年代，施瓦茨博士看到个案能和内在部分对话后，

他开始带着个案去理解内在部分。

某次咨询中，施瓦茨博士问黛安："你对于这个'悲观'部分有什么感觉？"黛安开始愤怒地责备"悲观"部分带给她多大的痛苦。施瓦茨博士回想到，黛安之前提过内心有另一个部分对于"悲观"部分很生气，而现在在咨询室中，似乎就是这个"愤怒"部分在说话，在责骂"悲观"部分。

想象咨询室中有位小孩和父亲，若父亲不断批评孩子，心理治疗师就很难理解孩子，因为孩子在愤怒的父亲面前不敢说实话。这时，治疗师可能会请父亲暂时到咨询室外等候，愤怒的父亲离开后，小孩才愿意说实话。

同样地，施瓦茨博士发现，因为"愤怒"部分不断责备"悲观"部分，让黛安无法去聆听"悲观"想说什么，所以施瓦茨博士问黛安："问问看'愤怒'愿不愿意暂时离开一下？"

没想到，"愤怒"部分还真的答应，愿意先离开。

在"愤怒"部分离开后，施瓦茨博士立刻观察到黛安肢体状态有很大的改变，她变得很柔和平静，说她其实很感谢"悲观"部分，原来是想要帮助并保护她。

施瓦茨博士开始在其他个案身上运用同样的方式，请个案邀请那些激烈的部分先暂时离开。在内在部分离开后，个案们都能够进入平静的状态：有同理心、怜悯心和好奇心，能够去理解内在部分。

当个案们进到这样的平静状态时，施瓦茨博士问："这是哪个部分的你？"个案们回答："这不是任何一个部分，这是'自我'（Self）。"

从治疗个案中，施瓦茨博士发现：我们的内心除了有不同"部分"外，还有一个"自我"（内在家庭系统疗法中提到 Self 时会用大写的 S）。当内在部分能够暂时跟你分开时，剩下的就是你的存在、你的本质——这就是你的"自我"。

邀请你做个小活动来感受自我状态：请你闭上眼睛，观察此时此刻有哪些内在部分，然后试着请这些内在部分站到旁边，让你和他们之间拉出一点空间。过程中去感受当内在部分和你分开时是什么感觉，以及，在他们都离开后，剩下的你是谁，那是什么感觉。

自我是一种状态，是你的存在，这样的状态是一种感受，较难用语言来描述。

当我们处在自我状态时，你从陷入情绪想法中，变成了一位观察者，可以清晰地观察到你的情绪和想法。

若用交响乐团来比喻，你的自我就是交响乐团的指挥，演奏不同乐器的人是你的内在部分，而有了"自我"指挥的领导，交响乐团就能演奏出和谐的乐曲。如果用智能型手机做比喻，内在部分是手机上的 APP，"自我"就是主屏幕，你可以看见不同的 APP，选择要开启或关掉哪些 APP。

当一个人进入自我状态时，会拥有八个特质，在内在家庭系统疗法中称为"自我状态特质"（8C's）：平静（Calmness）、同理心（Compassion）、好奇心（Curiosity）、勇气（Courage）、联结（Connectedness）、自信（Confidence）、创造力（Creativity）以及清晰感（Clarity）。

西方许多心理学观点认为，童年时期没有好好被爱的人，不会知道如何爱人，也无法拥有上述这些特质。

但是施瓦茨博士从个案身上看到，不管一个人过去经历多少创伤和童年逆境，我们每个人都能进入"自我"状态，都能展现这些特质。

或许自我状态对你来说是一个很新的概念，所以我邀请你在接下来几天，去觉察自己的内在部分，譬如告诉自己："我观察到现在'愤怒'部分冒出来""我观察到'批评人'部分出现"……

光是能够觉察，你就已经帮助自己和内在部分拉开一点距离，你不再是你的某个部分，而是成为观察者，能够去认识内在部分。

邀请你，去感受进入自我状态的感觉。

04 重新爱你的内在家庭成员

许多书和心理学理论都在教我们如何采取"对抗"的方式，把负面行为或想法赶走。但内在家庭系统疗法认为：这些行为都是想帮助你，我们可以去理解它们，然后重新爱它们。

到目前为止，我大致简单介绍了内在家庭系统治疗理论——你的内心世界有各种不同"部分"，如果用房子做比喻，平常这些部分住在楼下的房间里，当他们觉得被需要时，就会出动到楼上的客厅，就像是电影《头脑特工队》中不同的情绪角色操作主控台，当这些部分出现在客厅时，就会用他们的情绪、想法和看待事情的方式，帮助你面对事情。

除了内在部分外，你还有一个"自我"，"自我"是你的存在与本质，当你处在"自我"状态时，就能成为一位观察者，并且能抱着好奇心与同理心去与内在部分互动。

回到房子的比喻，其实你这栋内在房子不只有两层楼，还有一个地下室。你的某些内在部分住在这个幽暗的地下室里——这些被关在地下室的，通常是受创的内在孩子。

各司其职的内在部分

这是什么意思呢？为什么这些内在孩子会被关在地下室？另外，你会不会好奇，为什么你的内在部分这么爱批评你、这么喜欢比较、常常对伴侣感到忌妒？他们为什么会做这些？

如同前面提到的，内在家庭系统疗法认为人是多元心智，所以我们内心有不同部分是很正常的。

而这些部分现在有的行为，通常是因为过去遭受的伤痛，让他们开始承担某些责任，他们认为，必须这样做才能保护你。

譬如你六岁时被侵害，不敢跟父母说或说了反而被指责，你觉得孤立无助、恐惧、困惑、羞愧、觉得自己有问题……

作为一个孩子，我们还没有能力处理痛苦，需要大人帮助我们调节情绪，而当周遭的大人无法协助时，我们就剩自己一个人面对这些痛苦情绪。

但是，感受这些情绪实在是太痛苦了，为了保护你，一部分的你承担起创伤痛苦，这个部分被你的内在系统赶到地下室、离开你的意识，让你能够继续"正常"生活，不被痛苦淹没。

内在家庭系统疗法称这些部分为被放逐者（Exiles）——他们替我们承担痛苦，被赶出内心意识。

就算你已经成年了，这位被流放的部分依旧被冻结在六岁，背负着羞愧、痛苦，觉得自己有问题。

除了这位内在孩子承担你的痛苦外，其他部分也开始担起不同责任：有一部分的你在每次被侵害时，就会让你解离、让你"离开"身体，让你麻痹情绪。另一部分不断说："这件事情没什么大不了的，一点都不严重啊！"还有个部分让你努力念书、学业表现优异、进入社会后埋头工作、得到好的社会地位，得到周遭人的钦羡与赞赏。

这些部分在做的事情——身心解离、麻痹情绪、告诉自己发生的事情不严重、埋首学业和工作，都是想要保护你不再感受痛苦，内在家庭系统疗法称这些部分为"保卫者"（Protectors）。

同样地，就算你已经成年，这些保卫者也被冻结在过去，依旧做同样的行为来保护你，让你麻痹，感受不到情绪，常常解离，成为不断追求成就的工作狂。

我们的内在系统非常有智慧，为了保护我们，内在部分承担起各种责任，而他们至今仍然被冻结在这些信念和行为之中。

每个内在部分，都是想保护你

我再来举几个例子，或许从这些例子中，你可以看到相似的内在部分。

五十多岁事业有成的高薪男主管，有着小时候常常被霸凌的过去，他内心有位被冻结在七岁的小男孩，觉得羞愧无助。为了帮助他不再感受痛苦，这位七岁小男孩的部分被放逐，保卫者部分则开始掌控大权：有个部分让他麻痹情绪，还有个部分让他埋首工作、不断升迁，众人对他的薪水和头衔称羡，让这位主管觉得自己很重要。

但有时候他会觉得很空虚，每当自己快感受到那位七岁小男孩的痛苦时，"酗酒"部分就会跳出来，把自己灌醉。每当工作不顺遂，让他感到羞愧时，"暴怒"部分就会跳出来，辱骂下属，暴怒行为让他觉得充满力量。

二十五岁的女上班族，从小被妈妈嘲笑数落身材胖，她内心有一位被冻结在九岁的小女孩，觉得自己很丑、没价值、不会有人爱。为了让自己有价值，有一部分的她疯狂购买昂贵的衣服和首饰，每天花大量时间打扮自己。另一部分的她常常批评辱骂自己："你怎么这么丑、这么胖！你要再努力减肥！"每当她感到那位小女孩时，"暴食"部分就会跳出来，开始狂吃东西，接着催吐。她花了不少钱做医美整形，但是不管多少人赞美她的外貌，她的内心声音还是持续批评她长得很丑、没价值。

三十五岁的男性创业家，从小不断被拿来跟哥哥比较，他内心有一位被冻结在八岁的小男孩，觉得自卑、不如人。于是，一部分的他成为工作狂，把所有时间都拿来工作，获得成就与赞赏。另外，还有一部分的他喜欢批评数落别人，因为批评别人可以让自己感到优越，就不用去感受自己不够好的痛苦。

读完这些例子，你有什么情绪和想法呢？是否发现内心也有类似的被放逐者？你内心的孩子们是否也背负着羞愧、没有价值、不会有人爱以及自己不够好的信念？

你是否也有类似的保卫者？为了不让你感受痛苦，保卫者努力获取成就和名气，成为工作狂、麻痹感受、遗忘过去、解离、成瘾、暴怒、自我批评、暴饮暴食、追求完美、批评别人……虽然这些行为可能会对你造成伤害，但是保卫者坚信，为了保护你，他们必须要这么做。

读到这里，请你暂停一下，闭上眼睛做几次深呼吸，把你的注意力放到内心，观察你现在有哪些情绪、想法和反应，你有哪些内在部分，你对他们又有什么感觉。

爱你的每一位内在部分

身为一位内在家庭系统疗法治疗师，我非常荣幸有机会能够去认识每一位个案的内在部分，我对每位保护者都充满尊敬，并理解他们都尽全力要保卫你。

做内在家庭系统治疗并不是要把内在部分赶走或是强迫他们改变，因为你的每一位内在部分——不论你喜不喜欢他们现在的行为——都是非常重要的。许多心理学派都在教我们如何采取"对抗"的方式处理不喜欢的行为或情绪。而我从内在家庭系统中学到：每一个内在部分都想帮助你，都需要我们的倾听、理解与关爱。身为内在家庭系统治疗师，我要帮助个案重新去认识并且去爱他们的内在部分。

而我所说的去爱内在部分，不只是爱那些被放逐的受创小孩，还要好好爱我们的保护者——

爱那努力获取成就、地位和名气的部分；

爱那麻痹情绪、解离的部分；

爱那酗酒的部分；

爱那使用暴怒行为的部分；

爱那让你疯狂购物、欠下许多债务的部分；

爱那不断说你不够好的自我批评者；

爱那让你躲起来暴饮暴食，然后接着催吐的部分；

爱那十分追求完美的部分；

以及爱那喜欢批评别人的部分。

或许你现在很讨厌自己的某些部分，对自己感到失望无助，或许过去的伤痛让你觉得自己已经破碎了。不管你现在有哪些问题，我想跟你说：你完全没有"问题"，你也没有破碎。这些让你困扰的行为、声音、情绪都来自你内心的部分，他们会这么做，都是想保护你。

而现在这些内在部分需要的，是你的倾听、理解与好好爱他们。我们每个人，都有能力去爱内心的每个部分。

这本书的目的，是帮助你去认识自己的内在部分，并且练习与他们建立良好的关系。当然，这本书无法取代实际的心理治疗，若阅读这本书触发你强烈的情绪和创伤回忆，我建议你去找一位治疗师进行心理咨询。

在翻到下一章节前，我想先请你暂停下来，回去翻你的笔记本，反思，到目前为止，你理解到什么、观察到什么？内在家庭系统理论对许多人来说很新颖，你可以重新阅读前几篇文章，再让自己多理解一点，等你准备好后，再继续阅读。

你的内在部分在等着你去认识他们，他们等你很久了。

认识你的内在家庭

内在家庭系统疗法（Internal Family Systems Therapy）理论中有许多词汇，为了帮助你记得这些词汇，我在此整理这本书出现的一些专业词汇，在读这本书的过程中，你可以时常回来翻阅这个小辞典。

名词：存在于内心的"部分"与"自我"

部分（Parts）

内在家庭系统认为人是多元心智，每个人内心都有许多"次人格"，称作"部分"。在本书中，我会使用词汇"内在部分""部分""内在人格"等来形容这些内心次人格。内在家庭系统将内在"部分"分成两种角色：保卫者与被放逐者。

保卫者（Protectors）

保卫者做的行为都是想要保护你、让你不要感到痛苦，保卫者又分为管理员（Manager）和救火员（Firefighter）。管理员帮助你计划、掌控每日生活，确保你的内在伤痛不会被触发；救火员则是在你内在伤痛被触发时赶紧跳出来，做出其他行为来"灭火"，帮助你不用感受痛苦。

被放逐者（Exiles）

当过去发生痛苦事件时，被放逐者部分承担起你当时无法处理的情绪，然后被"流放"到意识之外。这些被放逐者通常年纪很小，是被冻结在过去的内在孩子。在这本书中，我会使用"被放逐者""受创的内在孩子""被放逐的内在小孩"等词汇来指这些背负痛苦的被放逐部分。

自我（Self）

我们内心世界除了有不同部分外，还有一个"自我"。"自我"并不是一个"部分"，而是你的存在与本质，是一种状态。当我们处在"自我"状态时，我们会感觉到平静、有同理心、好奇、勇气、联结、自信、创造力，以及觉得清晰。我在书中所写的进入"自我"、处于"自我"状态，都是指你回到这样存在的本质。

延伸名词

重担（Burdens）

我们的内在部分会背负某些情绪、想法、能量或信念，称作"重担"。某些重担来自过去发生在你身上的痛苦事情，而有些重担源自你更早的祖先或整个社会文化，这就是"继承重担"（Legacy Burdens）。当我们帮助内在部分疗愈时，就能帮助他们"卸除重担"（Unburden），卸下他们背负许久的情绪与信念。

动词：自我与部分的行动，形成了不同的我

混合（Blend）

当我们被某个内在部分"混合"时，那个内在部分坐上了驾驶座，开始操作主控台——你成为那个部分，沉浸在那个部分的情绪和想法中，从那个部分的眼光和角度看待事情。

和部分分离（Unblend）

意识到自己被部分"混合"，可以帮助你和这个部分"分离"，让你和这个部分之间拉出一点空间，你不再是这个部分，而是观察这个部分的人。

自我领导（Self-led）

当你的"自我"是内心世界的领导者时，你就进到自我领导状态，成为领导内在部分的人。你的"自我"就像是交响乐团的指挥，指挥着内在部分的和谐相处。

内心的部分角色

内在部分（Parts）分成管理员、救火员以及被放逐者。管理员与救火员承担保护你的工作，让你不用感受痛苦。而被放逐者则是背负过去创伤痛苦的脆弱部分。除了"部分"外，你还有一个"自我"。自我是你的本质与存在，并不属于任何部分，当你进入自我状态时，你可以感受到平静（Calmness）、有同理心（Compassion）、好奇心（Curiosity）、勇气（Courage）、联结（Connectedness）、自信

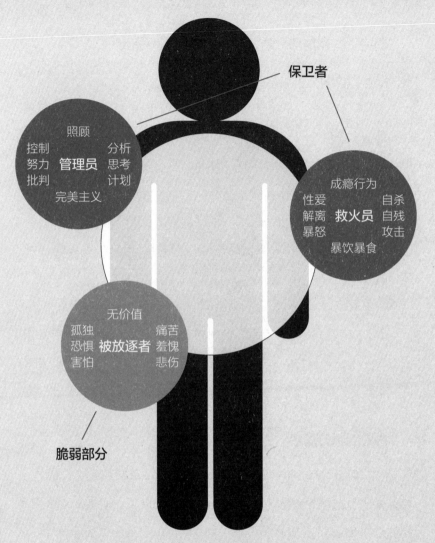

保卫者

照顾
控制 分析
努力 **管理员** 思考
批判 计划
完美主义

成瘾行为
性爱 自杀
解离 **救火员** 自残
暴怒 攻击
暴饮暴食

无价值
孤独 痛苦
恐惧 **被放逐者** 羞愧
害怕 悲伤

脆弱部分

内在家庭系统（IFS）的自我（Self）与部分（Parts）

（Confidence）、创造力（Creativity），以及觉得清晰（Clarity）。当你能用这样的自我状态来领导内在部分时，就能实现"自我领导"（Self-led）。

内心的部分	职责	角色	作用或感受
保卫者	保卫者做的行为都是想要保护你，帮助你不再痛苦	管理员	帮助掌管你每天的生活，确保内在伤痛不被触发。管理员常见的行为包含：控制、努力、照顾、审判、计划、自我批评、分析思考、完美主义……
		救火员	在内在伤痛被触发时，他会赶紧跳出来灭火，做出其他行为让你不用去感受痛苦。常见的救火员行为包含：成瘾行为、性爱、暴饮暴食、解离、暴怒、自残、自杀……
被放逐者	帮助你承担过去痛苦事件中的情绪与痛楚，然后被放逐到内心意识之外		被放逐者通常年纪都很小（但也可能已成年），被放逐者常背负的情绪包含：羞愧、低自尊、害怕、恐惧、悲恸、失去、孤独、匮乏感、痛苦

当你需要被督促时，管理员就会开始紧紧盯着你；

当伤痛被触发时，救火员就会用尽方法让你不用感受情绪；

过去痛苦的记忆并没有消失，而是被某些部分背负着，

他们被流放到内心的意识之外，使你不再被折磨。

现在，让我们走进内心，

——认识这些部分，并给予他们温柔的拥抱。

Part 2

第二部分

走进内心，认识内在家庭

05　每个内在部分，都在保护你

在内在家庭系统疗法中，"保卫者"有两种角色：第一种是"管理员"，确保你的生活都在预期掌控内；第二种是"救火员"，当你内心伤痛被触发时，就会赶紧冲出来"灭火"。

在写这本书时，我正在接受内在家庭系统治疗的正式训练课程。这个课程为期一年，总共有六次三天课程，因为疫情的原因改成在线上课。我在计算机屏幕前，和其他来自美国各地的心理治疗师一起学习这个治疗模式。

每一次的三天课程，我们都要做分组咨询演练——一个人当治疗师，一个人当来访个案，一个人当观察者，每天轮流换角色。每一组也会有一位课程助教带领指导。

某次的咨询演练，我在当治疗师时并没有表现很好，隔天换另一位学员当治疗师，我当观察者。这是我第一次和这位学员同组，他使用内在家庭系统疗法的技巧让我惊艳——他是我自受训以来，观察到的最有自信、最能熟练使用这个模式的治疗师。观察他的咨询过程，让我对前一天自己的表现更感到羞愧，很想钻个洞把自己藏起来。

接着，我的内心开始批评他的表现，找出他做得不好的地方："他其实没有做得很好啊！依照这个模式，这里他应该要这样回应才对吧！"还好，因为学习内在家庭系统理论许久，我能够很快觉察到自己的内在部分——我的"评价人"部分出现了！这个部分喜欢批评别人，因为借由批评人，我能感到优越，这样才不会觉得自己很糟糕。

我的"评价人"部分，就是内在家庭系统理论所称的"保卫者"。这些保卫者非常努力地帮助你，他们会做出许多行为来帮助你不用去感受痛苦。如同我的"评价人"部分，她想要借由批评别人，让我不用去感受羞愧。

写出自己的例子也让我很紧张，有一部分的我说："如果写出你内心会批评人，这样大家会怎么看你？"但我还是想写出来，因为我想告诉大家，有这些行为或想法都是很正常的——我们会评价人、会批评自己、会忌妒、会比较……我们都有这些部分，你我都一样，接纳这些部分，就是允许自己当个人类。

而我们可以用不一样的眼光去看待保卫者：为什么这里需要批评人、需要事事做比较、需要不断批评自己？这些保卫者想要帮助我们什么？

认识你的管理员和救火员

身为一位心理咨询师，我很荣幸有机会在咨询室中认识个案的保卫者。我对每位保卫者都感到钦佩与尊重，这些保卫者都非常尽责地做自己认为该做的事情，都很努力地在保护想保护的人。

在内在家庭系统疗法中，保卫者分成两类，第一类称作"管理员"，第二类称作"救火员"。这两部分都是为了保护我们不用去感受内心痛苦的内在小孩，但他们的做法不太一样。

管理员

管理员确保你每天的生活都在掌控与预期之内，让你做好所有该做的事情，让你完美、受到重视与赞赏，确保你的生活不用展现脆弱面，也预防你遇到任何会触发内心的伤痛事件。

当我开始认识自己的管理员时，才理解到原来我有一群十分努力的管理员，其中一个最被大家喜爱的，就是我称为"女超人"的部分——这位女超人非常会规划时间，确保我善用每分每秒，她让我能在美国顺利读完硕士和博士、找到教职工作，也让我在念博士以及工作时，能挪出时间写书、写文章、办讲座。在她眼中，除了工作和利用生产力外的其他事情就是浪费时间。

除了女超人外，另一个经常出现的管理员，是"照顾者"部分——她会在冲动下对别人的要求都说好，她觉得有责任和义务满足别人的需求，应该要照顾人。这个"照顾者"确保我不会让别人对我感到失望，我会受到别人的称赞和喜爱。

以下是常见的管理员部分做的行为：

- 控制人、热衷于分析事情
- 批评别人、自我批评

- 把心力花在照顾别人、担忧别人上

- 将每一件事情规划好、要掌控人生

- 忙碌、工作、追求各种成就

- 悲观

- 压抑情绪、麻痹情绪，不展现脆弱面，只展现快乐的一面

- 完美主义，什么事情都要做到最好

- 常常批评自己的身材和外貌

- 活在舒适圈，过安稳的生活；确保你不跨出舒适圈、不做任何有风险的事情、不改变

- 讨好人、安静

- 服从、顺从，不要展现不同意见

- 遵守文化影响下的规范（女性应该要怎么样、男性应该要怎么样……）

- 在意别人的眼光，想要活出别人期待的样子

- 觉得自己该做社会大众觉得好的工作

但是，不管你的管理员如何努力，生命中还是会发生某些事件，触发你内心埋藏的伤痛。这时，我们的另一种保卫者——"救火员"就会冲出来。

救火员

顾名思义，每当你内心伤痛被触发时，救火员就会赶紧冲出来"灭火"。他们会用尽一切方式让你"离开"，不用去感受情绪，像是暴

饮暴食、埋首工作、沉迷社交网站、花钱消费、沉迷手机、逃避等等。

更激烈一点的救火员行为包含自残、酒瘾、吸食药物、性爱成瘾、其他成瘾行为、暴力攻击、解离、自杀意念、自杀行为……

当你内心"起火"时，救火员就会立刻冲出来灭火，他们的目标就是灭火，所以会做任何行为达到目的，不管这样的灭火方式是否会对你造成伤害。

读到这里，你观察到自己有哪些管理员和救火员呢？他们通常什么时候会出现？会做些什么事情？请拿出笔记本，把你观察到的保卫者记录下来。

用不一样的角度看待你的保卫者

不论是管理员或是救火员，他们的目标都是保护你——管理员让你每天生活都在掌控内，不会触发内在伤痛；而当你的内在伤痛被触发时，救火员就会跳出来，想尽办法灭火，让你不用感受痛楚。

虽然他们的行为皆是出自保护目的，但通常管理员会被这个社会赞赏，而救火员则会被这个社会指责。

我们赞赏高成就的人，这个社会也用学历、职位头衔、薪水、社会地位来定义一个人的价值。在这样的社会文化氛围下，我们常常会让我们的管理员更激烈地主导我们的人生。

而救火员经常被这个社会批评与指责——自杀、自残、暴怒、成瘾行为、饮食失调……社会大众认为这些行为是羞耻的、有问题的、不对的，许多心理治疗学派也会把这些行为看成是心理疾病，要赶快消除。

　　而学习内在家庭系统对我最大的影响，就是让我能用不一样的眼光看待这些保卫者，我了解这些行为都是来自保卫者的保护意念，来访的个案没有问题，也没有生病。你的管理员和救火员都是想要帮助你——这些长期以来忠心耿耿又努力工作的保卫者，不管他们现在在做什么，他们都认为自己需要这么做，才能保护你。

　　我想邀请你拿起笔记本，写下你觉察到的自己的管理员和救火员，然后看着这些保卫者，并思考：你原来对他们有什么感觉呢？当你知道他们是想要保护你时，对他们又是什么感觉？

　　你的任何感觉都没有对错之分，只要觉察到就好。

　　接下来，我想邀请你抱着好奇心来认识你的保卫者，因为你的每个部分都非常重要，都需要你的倾听与理解。

认识你的保卫者

请选择一位保卫者部分，然后花一点时间认识这位保卫者，你可以在笔记本上写下这些问题的答案：

（1）这位保卫者叫什么名字？

（2）当这位保卫者出现时，你有什么感受呢？包括情绪和身体的感受，你觉得这个部分在你身体的哪个部位？或在身体周围哪里？

（3）这位保卫者在说什么？或让你做出什么行为？

（4）这位保卫者带有哪些信念和想法？

（5）这位保卫者从什么时候开始出现的？出现多久了？感觉起来像是几岁呢？

（6）这位保卫者在帮助你什么？在保护你什么？

（7）如果你可以画出这位保卫者，这位保卫者长什么样子呢？

这些问题都没有标准答案，我只是想邀请你用这些问题更深入地认识自己的保卫者部分。

06 认识保卫者——看见心中尽责的亲职化小孩

过去发生的事件让保卫者觉得他必须承担重大职责，就算我们现在已经成年，这些亲职化小孩仍被冻结在过去，持续做同样的事情。

我任职的心理咨询研究所，会固定教一门课，叫作"原生家庭"，这是每位学生第一个学期必修的课。教这门课常常会让我很紧张，因为其他课都会有已经认识的学生，而这门课，全班学生都是我第一次见面的新生。

我观察到，在第一堂课时，我的大脑会对学生自动做许多假设：这位外表很阳刚的学生应该不会愿意分享他的脆弱面吧，这位学生看起来很理性，那位学生看起来很爱评价人……我的大脑会用刻板印象来分类，因为对大脑来说，要处理太多新信息实在是太累了，所以不免会落入这样简化的分类中。

破除刻板印象魔咒

如果没有觉察到这些刻板印象，就很容易陷入刻板印象来和对方互动，譬如面对那位"看起来喜欢评价人"的学生，我的防卫机制就可能会先启动，然后从"被评价"的角度来解读学生的举动。我猜想你可能也有这样的经验，譬如刚到一个新的工作环境，你感觉到有一位同事好像不是很友善，于是也开始疏离对方，把他所有行为都解读成在针对自己。你并没有真的去认识和理解这位同事，而是用假设去和对方互动。

通常上了几堂课后，我发现第一堂课的刻板印象都是错的——外表阳刚的学生经常在班上展现脆弱面、看起来爱评价人的学生其实非常愿意支持别人。当我能放下刻板印象和偏见，好好和这些学生互动时，才能真正认识他们。

面对我们的内在部分时，也是一样。

很多时候，我们用刻板印象来看待这些部分——"自我批评"就是很喜欢批评辱骂，"悲观"就是觉得无望没救了，"完美主义"就是觉得什么都不够好……我们认定这些部分所做的行为和想法就是他们的本质。于是我们努力想改变他们或是把他们赶走。

但如果事情并不是这样呢？

会不会你的"自我批评"部分其实一点都不想批评你，只是认为必须羞辱你才能激励你？或者，有没有可能你的"完美主义"部分其实也觉得当一个工作狂好累，他很想休息放松，只是认定自己必须一直这么做？另外，会不会你的"悲观"部分其实对未来充满希望，却还是认为需要让你悲观？

如果这些内在部分表现出来的行为或想法并不是他们真实的本质，那么，他们又是谁？在承担起这些责任前，他们是什么样子呢？如果不用做这些工作，他们又想要做什么？

自我批评部分，是想帮助你完美

还记得这本书第一部分提到的黛安吗？黛安是施瓦茨博士刚毕业时咨询的个案，当时施瓦茨博士从个案们身上听到他们谈论自己的内在部分，这些部分就像是住在内心的不同人，有不同的声音和想法。

黛安内心有一个很强烈的"自我批评"部分，常批评她"没价值、没能力"。而如同我们会用刻板印象来看待人一样，当时施瓦茨博士也认为"自我批评"部分就是爱批评，所以他想努力改变和消除黛安的自我批评者。

咨询中，施瓦茨博士放一张空椅子请黛安和"自我批评"部分对话。黛安跟"自我批评"讲她至今获得的各种成就，但"自我批评"总是轻蔑地回应她："你就是很没用、非常无能！"看到黛安和"自我批评"部分吵起来，施瓦茨博士也加入战局，告诉"自我批评"部分："黛安其实非常有能力、非常有才华。"而"自我批评"则回复："如果你觉得你可以帮她，那么你也很无能！"

施瓦茨博士尝试各种方法帮助黛安赶走这个"自我批评"部分——他请黛安想象把这部分放进箱子里封印起来，请黛安每天重复述说自己的正向特质或是严厉地叫她闭嘴走开。但这些方法不但没用，还造成反效果，黛安内心的自我批评问题越来越严重，抑郁程度也越来越重。

终于，施瓦茨博士用尽各种方法后气馁地跟"自我批评"部分说："我放弃对抗你了，但我很好奇，为什么你这么坚持要让黛安觉得自己没有价值呢？如果今天黛安觉得自己有价值，你担心会发生什么事情？"

而"自我批评"部分的态度软化下来，回应："如果今天黛安自我感觉很好，那么她就会变成一个肥胖又懒惰的人。"

施瓦茨博士继续询问，"自我批评"说："我很努力想要激励黛安变得更好、更完美，如果不完美，她就会被别人拒绝。如果我不这样批评，她就会松懈下来，让自己一直吃，然后变胖。她小时候就是因为身材胖所以被同学嘲笑。"

黛安小时候因为身材圆润，常常被同学嘲笑，而为了不让黛安再被嘲笑，"自我批评"每天羞辱黛安，告诉她"你很无能、没价值"，希望黛安可以借此保持完美。

黛安的"自我批评"部分就是保卫者中的"管理员"，确保黛安每天可以展现完美、不会被拒绝，让她不用去感受羞愧情绪。而现在黛安已经成年了，她的"自我批评"仍被冻结在过去，以为黛安还是个无助的孩子。

很多时候，我们的保卫者也被冻结在过去，也还是个小孩。

保卫者，就像是亲职化小孩

英文中有一个词叫做"Parentified Child"，翻译成中文叫作"亲职化小孩"，意指那些需要承担起大人责任的小孩。

想象现在有一个家，父母长期有严重抑郁、酗酒等问题，很多时候都躺在床上，无法承担家长的责任。于是，家中最大的九岁女儿开始承担大人的职责，她煮饭、打扫卫生、督促弟弟妹妹写作业和睡觉……这些亲职化小孩成为家中的"大人"，这位九岁小女孩认为她需要做这一切事情，因为如果她不做，整个家就无法持续运作了。

我们的保卫者们，就像是亲职化小孩，过去发生的事件让他们觉得自己必须承担大人的职责。就算我们现在已经成年，这些亲职化小孩仍旧被冻结在过去，认为必须持续做同样的事情来保护我们。

黛安的"自我批评"或许也是一位九岁的小孩，小时候的黛安因为身体肥胖被嘲笑，于是这位小女孩部分开始扮演"自我批评"的角色——她着急地批评羞辱黛安，因为她害怕如果不这样做，黛安就会被嘲笑。黛安现在已经成年了，这位"自我批评"小女孩仍活在过去，持续做同样的事情，不知道黛安已经长大了。

身为一位内在家庭系统治疗师，我要做的是帮助个案和内在部分建立关系。如果黛安坐在我的咨询室里，我会带着她去了解这位"自我批评"小女孩，也让这位小女孩认识现在已经成年的黛安。如果"自我批评"小女孩能够信任黛安，知道黛安现在是家里的"大人"，那么她就可以放松，去做自己想做的事情，不需要一直做批评的工作。

和内在部分建立关系，需要实际去体验。也就是说，不管你在脑中多么努力分析你的内在部分，如果没有实际去认识他们、去和他们对话，就无法真正建立关系。

和内在部分对话可能对许多人来说很奇怪，我在刚开始学习内在家庭系统时也不知道该怎么做。而我想邀请你尝试做以下的小活动，不需要去思考答案，而是抱持着好奇心与开放的心态，去聆听来自你内心世界的信息。

和你的管理员对话

请选择一位你觉察到的管理员部分，然后闭上眼睛，做几次深呼吸，尝试和这位管理员对话。邀请你问这位管理员以下问题，问问题后，不需要"思考"答案，只需要安静聆听就好，看有没有来自你内在部分的回应（可能出现某个想法、声音或画面）。这个对话练习不必要达到什么结果，如果感受不到任何回应也没关系，让自己常常回来做这个练习就可以。

请你问这位管理员：

（1）你叫什么名字？

（2）你在做哪些事情？你做这个工作是为了要帮助我什么？

（3）你从什么时候开始做这个工作呢？

（4）如果不继续做这个工作，你担心会发生什么事情吗？

（5）还有其他什么你想跟我说的吗？

不管你听不听得到管理员的回应，都没关系，请向这位管理员部分说声谢谢，也告诉他：你会努力去认识他、继续练习倾听他，会再回来跟他对话。

07 自我批评——我需要批评你，你才会完美

内在家庭系统里有个概念叫作"Blending"（混合），可以想象成在一杯清澈的水中加入一滴红色染剂。当我们被内在部分"混合"时，就成为那个"部分"，开始用那个部分的眼光看事情。

在写这本书时，我想着过往的个案们，而脑中第一个浮现的，就是贝莎。我为贝莎做咨询时，她就读大学二年级。贝莎有一个非常强烈的"自我批评"部分，常常会羞辱她："你怎么这么笨，你完全没价值！你怎么这么没用，什么都做不好？"这个自我批评者每天都会出现，数落她成绩不够好、上课听不懂、没有朋友、常常犯错……

贝莎还有个"绝望"部分常常对她说："你没救了，你的童年经历这么多创伤，一生都毁了，不会有人喜欢你，你会孤寂一辈子。"

此外，贝莎经常晚上到酒吧喝酒，然后跟陌生人回家——以内在家庭系统的角度来看，这是贝莎的救火员部分，这个救火员觉得需要用酒精和性来帮助贝莎。通常隔天醒来，当贝莎意识到自己又和陌生人发生了关系时，就会感到羞愧，然后"自我批评"部分又会再度跳

出来攻击羞辱她。

某次的咨询会谈，贝莎一进到咨询室里就很激动地责备自己："我前几天又去酒吧喝酒、和陌生人回家，我怎么这么糟糕和愚蠢，又做出这样的事情……"

观察着贝莎的神情和身体姿态，我理解到，现在坐在我面前讲话的，正是这个"自我批评"部分。

谁是内在的掌权者

内在家庭系统里有一个概念叫作"Blending"，这个英文词汇是"混合"的意思。可以想象成在一杯清澈的水中加入一滴红色染剂后，整杯水就会变成红色。当我们被内在部分"混合"时，就如同本来清澈的水加入了一滴红色染剂——我们成为那个"部分"，开始用那个部分的眼光看事情。

现在坐在我面前的贝莎，被自我批评部分"混合"了——贝莎成为自我批评者，正在用自我批评者的想法和眼光看待事情。而这位"自我批评"部分正在和我说话，指责贝莎有多糟糕。

"听起来'自我批评'对于你的行为感到很生气，你在身体的哪里感受到自我批评部分呢？"我邀请贝莎觉察身体，因为当贝莎能够觉察到内在部分时，她就能开始成为观察者，不再陷入这个部分的情绪与想法。

贝莎闭上眼睛，手摸着头："她在我的头里和头顶上。"

"可以跟我描述那里有什么感觉吗？有没有什么画面、颜色或形状呢？"我问。

"我觉得头又胀又热，好像有一大片黑包围我的头顶。"贝莎说。

每个人感受内在部分的方式都不同，有些人用身体感受，有些人用文字或声音，有些人会浮现出形状或影像，这些都没有对错之分。贝莎感受内在的方式，就是最适合她的方式。

帮助自己成为观察者

"你可以理解为什么'自我批评'会这么生气吗？"我问贝莎，她点点头。

"请你跟'自我批评'说，你完全可以理解为什么她会这么生气。"我邀请贝莎向自我批评部分表达她的同理心和理解。

在咨询中，我会用不同方式呈现个案的内在部分：有时在纸上写下不同部分，有时用玩偶或其他物品代表不同部分，或是请个案画下他们的内在部分。和贝莎咨询时，我把厚纸对半折起，在外侧写下她的内在部分的名称。然后我让这些纸站立起来，让贝莎可以看见她的不同内在部分。

我拿出写着"自我批评"的纸，放在贝莎手上，说："我们一起做几次深呼吸，然后问问看'自我批评'愿不愿意站到旁边一点，给你更多空间，好让你看清楚她？"

贝莎闭上眼睛询问自我批评部分，接着把纸移到她的脚边："她现在在这里。"

当我们可以觉察到某个内在部分，并且和这个部分之间拉出一点空间时，这就是内在家庭系统疗法中说的"分离"（Unblending）——贝莎不再是自我批评者，而是成为观察到"自我批评"部分存在的人。

在贝莎和"自我批评"分离后，我立刻感觉到她的身体姿态变得平静。但很快地，我观察到有另一个部分出现了。

"你现在对于'自我批评'部分有什么感觉？"我问贝莎。

贝莎看着那张写着"自我批评"的纸，肩膀垂了下来，说："我觉得我没救了，这个'自我批评'会一辈子羞辱我，我根本不可能变好。"

我从纸堆中找出写着"绝望"的纸交给贝莎："听起来，现在是'绝望'部分在说话，完全可以理解她为什么会那样想。问问看'绝望'愿不愿意到旁边休息一下，让你有空间去认识'自我批评'呢？"贝莎把写着"绝望"的纸放到门旁边，笑着说："'绝望'现在在那里。"

我邀请贝莎再去回望这部分："你现在对'自我批评'有什么感觉呢？"

"比较中性，挺好奇的。"贝莎说。

从别人身上，看见自己的内在部分

你可能读过许多心理类的书，看过书中呈现出的治疗师和来访个案的对话。我对于在书中写出咨询对话有很矛盾的情绪，加之，我不可能记得所有细节，所以上述和贝莎的对话不是逐字稿，而是我笔记中大致的互动，并且我也做了一些修改来保护个案的隐私。再者，这些对话只能捕捉到咨询会谈中的一个小片段，不是全部。咨询不是变魔术，贝莎不会经由一次会谈就有重大改变，所有的改变都是需要花时间的。

而我写出咨询中的细节，是希望大家可以看到，我们每个人都有非常类似的内在部分。我希望你在读到贝莎和她的内在部分互动后，也愿意开始练习和自己的内在部分对话。

身为内在家庭系统治疗师，我相信每一个部分所做的行为都是想要帮助贝莎。贝莎的"自我批评""绝望""喝酒"与"性"……这些部分都没有问题，我也没有要评价或赶走这些部分。我在做的是帮助贝莎去认识了解内在部分，也就是说，帮助贝莎进入到自我状态。

这本书的第一部分提到，我们除了内在部分外，还有一个"自我"，当我们处在自我状态时，就能够保有好奇心、勇气、同理心等等。许多时候我们被内在部分混合，像是贝莎的"自我批评"坐上了驾驶座，开始掌控大局。

在上述那段简短的咨询对话中，我做的事情就是帮助贝莎去觉察内在部分。借由觉察，贝莎就能开始和内在部分"分离"、进入自我状态——也就是贝莎本人坐上了驾驶座，她就能对内在部分展现同理心与好奇心。

当我观察到贝莎进入了自我状态时，我就能继续带着她探索自我批评者。

重新去爱那些亲职化孩子

"自我批评者有多频繁出现？"我问。

"她每天都在，无时无刻不在说我很笨、上课表现不好、和朋友的关系也不好，怎么这么没用。"贝莎说。

"听起来这个自我批评者每天都很努力工作。她是从什么时候开始出现的？"我说。

"嗯，非常久以前，从我有记忆以来，她一直都在。"贝莎说。

"你刚刚说自我批评者像是一片黑，你愿意和她一起待一下吗？然后试着去感觉，这个自我批评者大约几岁呢？"我邀请贝莎和"自我批评"部分待在一起。

贝莎闭上眼睛一阵子，我观察到她的身体姿态有点下沉，然后她张开眼睛，哽咽地说："七岁。从小我父母就很喜欢批评我，说我什么都做不好，常常拿哥哥来跟我做比较——哥哥都可以做到这些，为什么你做不到？七岁时，有一次跟爸爸去放风筝，我不记得我说了或做了什么，可能我还不太会放风筝吧，爸爸就非常愤怒地对着我吼：'你怎么这么笨？'"

"描述这个记忆时，你观察到身体有什么感受？"

"觉得胸口很沉重，然后很想哭。"贝莎说。

"如果你愿意，试着和胸口沉重的感觉待在一起——这个沉重感想要说什么？"我问。

贝莎闭上眼睛，开始掉眼泪，过一阵子后，她睁开眼睛说："我觉得很难过，我才七岁，我只是一个小孩子，不会放风筝本来就很正常啊。"

对于七岁的小女孩贝莎来说，这是一个充满压力的事件。本来开心地放风筝，突然就被爸爸大吼，让小女孩贝莎有许多情绪——震惊、困惑、羞愧、悲伤……但当时的她并没有能力处理这些激烈情绪，父母也无从协助她调节。

为了帮助小女孩贝莎继续生活，她的内在系统做了一件非常重要的事情——把这个痛苦情绪赶走。于是，小女孩贝莎那个充满童稚、好奇心、喜欢玩耍的内在部分，承担起痛楚，被流放到内在系统的边缘，被关在房子的幽暗地下室。这样，小女孩贝莎才不用每天感到痛楚。

而为了确保贝莎不会再被批评羞辱，另一部分开始承担"自我批评"的责任，从那时候起，她每天不断批评贝莎，十几年来，从来没间断过。

贝莎的"自我批评"部分，也是一位七岁的小女孩，也被冻结在过去。

我带着贝莎更深入地认识这位自我批评小女孩："问问看这位小女孩，如果不这样时时刻刻羞辱你，她担心会发生什么事情呢？"

贝莎闭上眼睛，缓缓地说："如果没有这样羞辱我，我就会犯错，然后我就会被我父母羞辱，或是被其他人羞辱。"

"听起来，这位自我批评者真的很怕你会被其他人责备，所以很努力想借由羞辱和批评让你完美，这样你就不会被别人羞辱。你可以理解为什么她要这么做吗？"

贝莎点点头："哇，我都不知道原来她在做这些事情，她真的非常努力。"

我可以感觉到贝莎现在对于这位自我批评小女孩多了许多同理心和不舍。我邀请贝莎闭上眼睛，去跟那位小女孩表达她的理解和同理心。

我继续问贝莎："这位自我批评小女孩认识你吗？知道现在的你几岁吗？"

贝莎笑着回答："不知道！"

"那你愿意跟这位自我批评小女孩自我介绍，让她认识你吗？"我问。贝莎闭上眼睛，向这位小女孩自我介绍。

我常常会问个案："这个部分感觉起来像是几岁？"而大多数时候，个案的回答都贴近儿童或青少年的年纪。也就是说，不管你现在几岁，你的内在部分依旧被冻结在过去。就像贝莎的自我批评部分还是位七岁小孩，不知道贝莎已经成年了，现在有更多资源和能力面对各种处境。

如同前一章提到的亲职化小孩，贝莎的自我批评者小女孩就是个亲职化孩子。而我在咨询中要做的事情，就是帮助贝莎的自我和"自我批评"部分建立关系，让这位亲职化小女孩知道，贝莎现在是内在家庭里的"大人"了，她可以稍微放松休息了。

当然，在长期酗酒的父母突然宣布"我来负责！"时，亲职化孩子会充满怀疑，他们必须一次又一次地看到，父母真的开始承担起大人的责任，才能开始逐渐放松。所以自我批评小女孩不会突然停止工作，她还是会继续批评贝莎，而贝莎要做的事，是在每一次这个部分出现时，给予这位小女孩同理心与陪伴，让小女孩知道："我知道你一定很害怕我犯错，所以觉得需要这样批评我，但我现在可以面对这些事情了。谢谢你做的事情，我会在这里陪你。"

就如同一位大人和孩子建立关系需要时间和互动，我们和内在部分建立关系也需要时间和互动。只有走进内心，与这些亲职化保卫者们建立关系，他们才能够真正开始相信我们。

08 外在的成就，永远无法治愈内在受创的孩子

因为内在受创的孩子觉得自己没价值，所以管理员不断从外在拿取东西，想填满内在没价值的感受。但能疗愈内在孩子的，其实是你的"自我"。

"我不知道如何'不工作'——我可以跟你保证，等一下走出这个门我就会立刻打开手机收电子邮件、回老板信息，然后每五分钟就会再确认一次邮件。"卡拉笑着说。

卡拉是我好几年前的来访个案，见到她后，我可以很快感受到我们之间的联结，我们的人生有许多类似的地方——我们年纪相仿，她在做博士后研究员，而我在念博士；当她准备开始找教职工作时，我正在经历找教职工作的过程。

另外，她有一位非常强烈的管理员部分，在她内心，这位管理员绑着丸子头、身穿套装、戴着眼镜、手拿笔记本和笔，无时无刻不在列清单、在清单上打钩。"我叫她'经理'，因为她每天都在管控我的生活，不断对我大喊：'工作、工作、工作，不要浪费时间，你应该善

用每一分每一秒。'"卡拉说。

噢，我也有一位态度非常强烈的管理员，我叫她"女超人"——她每天帮我列工作清单、确保我善用时间，在这位女超人心中，有生产力是最重要的事情。

当然，卡拉不会知道我的内在部分，因为咨询的重点放在个案身上，不是治疗师身上。但在卡拉的咨询过程中，我也被启发，这是当一位心理治疗师带给我最大的礼物：从每一位个案身上，我都看到某部分的自己，当我带着个案去探索他们的内在时，我也同时一起疗愈自己的内在。

不论管理员多努力，永远都不够

或许你内心也有类似的管理员，我在许多个案身上都看到这样的部分，他们有各种名字，像是工作狂、经理、完美主义者、高成就、超人。这些管理员都非常努力，不断工作、做事，让你超级忙碌。

我对每位管理员的努力工作充满钦佩——他们帮你搜集各种成就，让你有个亮眼的履历；给你各种头衔，带来名声和地位；让你完成学业，拿到各种证书；让你为了工作牺牲一切，升迁、拿高薪；让你可以到处旅游，拥有奢华的假期，买昂贵的物品，住豪宅，开名车；让你拥有来自社会大众称羡的眼光与赞赏，称你是人生赢家。

在咨询室中，我看到许多来访的个案过着外表看起来光鲜亮丽、成功的生活，他们的人生都被管理员严格掌控。但是，不论这些管理员如何努力，不管累积了多少成就与财富，却永远都不够，个案们内心依旧感到空虚、没有价值、不被爱。

因为，带着羞愧、感到不被爱、没有价值的，是那些被放逐到内心边缘、被关到地下室的受创孩子。所以，不论管理员多么努力让你成功，你内心被放逐的孩子依旧痛苦。

管理员部分无法疗愈那些受创的孩子，唯有"你"才可以。

你内心受创被放逐的孩子需要你，管理员也需要你，因为大多数时候，你的管理员也被冻结在过去，也是个孩子。想象一下有台公交车，然后一群小孩手忙脚乱地驾驶它——这是许多人的内心状态，我们忙着关注外部世界，却没意识到我们的内心世界其实是由一群小孩保卫者们在驾驶操作。

我们的保卫者，在保护谁？

回到咨询中，我要做的，是带着卡拉去认识她内心这位"经理"部分。

"你在身体的哪里感受到这位'经理'？"我通常会先问这个问题，帮助个案觉察身体——当这个部分出现时，是在身体内还是身体外感受到这个部分呢？那是什么感觉？有没有什么图像或文字？

"这位经理无时无刻不在我的头旁边打转，我可以感受到她非常不耐烦，拿着笔一直敲着笔记本，催促我赶快去完成事情。她不断说：'快点、快点、不要浪费时间。'"卡拉一边说，一边用手指着头左侧。

"问问这位经理，她为什么要这么做？"我跟卡拉已经咨询一段时间，她很熟悉内在家庭系统模式，并且，她非常会和自己的内在部分对话，她常常跟我描述内心世界生动的景象。

每个人都有属于自己和内在部分互动的方式，没有绝对的对或错，我刚学习内在家庭系统疗法时，对于要跟内在部分对话这部分内容感到挫败，我不知道该怎么跟他们对话或怎样才能听到回应。咨询中有些个案跟我一样，刚开始时充满困惑，也有些个案很快就能跟内在部分对话，比如卡拉。

"她说：你还有好几篇学术期刊论文要投稿，有很多研究计划要完成，有很多实验要做……你要做完这些才有好的履历，才可以找教职工作。没有这些研究论文的发表，要怎么找工作？"卡拉说。

我继续带着卡拉了解这位经理——这位经理从什么时候出现？感觉起来像是几岁？卡拉说，这位经理感觉像是个小孩，大约八岁。她的父母在她小时候就离婚，她会轮流住在爸爸家和妈妈家。她妈妈情绪非常不稳定，工作回家后常常会无故对她破口大骂，把所有情绪和压力都发泄在她身上。

她印象很深刻的是八岁时，某天在妈妈快下班前，卡拉很紧张地检视家里每一个角落：有没有垃圾、衣服有没有叠好、妹妹有没有把玩具收好……但不管家里的卫生维持得多完美，妈妈一定会找到理由来羞辱卡拉。那天也是一样，妈妈回家后对她发火，并把她赶出家门，锁在门外。

这是卡拉整个童年的生活韵律：前两个星期住妈妈家，后两个星期住爸爸家。跟妈妈住时，就会被赶出去。

"一位八岁的小孩要确保一切都完美，真的非常辛苦。你可以告诉经理，你完全理解为什么她这么紧张吗？另外，我好奇这位经理认识你吗？她知道你现在几岁吗？"我问。

卡拉笑着摇摇头："她完全不知道我已经成年了。"我邀请卡拉去和经理自我介绍，当卡拉靠近经理时，她看到的是一位八岁小女孩，穿着大人的套装和高跟鞋，神情慌乱地拿着纸和笔。

"让一位八岁的小孩做实验、发表学术期刊论文、找一份教职工作……可以理解她一定很恐惧。"我跟卡拉说，"问问这位经理小女孩，她会不会很累？还有，如果不这样努力工作，她担心会发生什么事情？"

卡拉闭上眼睛，过了一会儿说："她超级累的啊，但是她说，如果不这样做，那个五岁的小女孩会崩溃！"

原来，卡拉内心还有另一位被冻结在五岁的小孩，卡拉描述说，这位五岁的小女孩住在她心里遥远的地方，卡拉从来没有去靠近她，也不曾转过头看她。而这位八岁的经理小女孩如此努力工作，是为了不让那位五岁的小女孩崩溃——当五岁的小女孩崩溃时，她会一直大声尖叫，然后不断绕着圆圈奔跑。"我知道这个画面很好笑，但我们都不敢看她！"卡拉笑着说。

唯有"自我"才能疗愈内在部分

我们的保卫者如此努力，是为了保护我们不再去感受内心被放逐的孩子们感受到的痛楚。后续的咨询中，卡拉有机会去靠近那位五岁的孩子。卡拉的父母在她五岁时离婚，当时他们经常争吵，卡拉记得许多个夜晚，她抱着妹妹躲在棉被里，听着父母在外吼叫、摔东西。这位五岁小女孩充满恐惧，她觉得是她的错，是她不好。

卡拉现在已经三十多岁了，然而这位小女孩依旧停留在五岁，背负着强烈的信念和情绪："是我的错！我不够好！"

内在家庭系统把这些信念和情绪称作"重担"（Burdens），过去发生的事件，让你的内在部分背负着沉重的情绪和信念的重担。

为了保护卡拉不用去感受五岁小女孩感受的痛苦，八岁的小女孩扮演了经理的角色，不断督促卡拉工作，确保卡拉一切完美。

现在卡拉要做的事情，是重新去爱这些内在孩子们。卡拉要让八岁的经理小女孩知道，她现在是大人了，她有能力面对外部世界的压力，也有能力去安抚那位受创的五岁小孩。当八岁的经理小女孩接受卡拉是家里的大人，并且可以依靠卡拉时，经理小女孩才能开始放松。

内在家庭系统治疗是要帮助"你"回到内在家庭，回归到"大人"的角色，去爱你的内在部分。回到家里当"大人"是指，你可以进入自我状态，用自我去疗愈你的内在部分。

回到公交车的比喻。当一群保卫者孩子手忙脚乱地驾驶公交车时，你可以温柔地让他们知道，你是驾驶员，你来负责开车，他们可以到后座休息。当然，他们可能会不断给你应该怎么驾驶的建议（毕竟一直以来都是他们在驾驶公交车），而你可以好好聆听他们的建议，然后请他们相信你。

后来，卡拉找到了教职工作，搬到了另一个州，我们结束了咨询。为了遵守咨询道德伦理，咨询师在和个案结束咨询关系后，就不会再有联络。

我偶尔还是会想起她的内在部分：不知道那位八岁经理小女孩现在有没有时间休息，有没有比以前放松了？

咨询卡拉时，我也慢慢开始对我的管理员"女超人"感到好奇：她是谁？她几岁？她看起来像什么样子？她被冻结在什么时候？她在保护谁？她在担心、害怕什么？

另外，她知道我是谁吗？

当我们的人生被管理员掌控时

许多人的人生都被这类管理员掌控，不断工作和追求成就。在社交网站上，管理员努力让我们看起来成功且完美——我们发表文字，分享自己的工作成就、假期和旅行、美食、新的手提包或手机，或者说自己有多忙碌，又做了多少事情。反思过后，我发现我以前发布的许多分享其实都来自我的"女超人"，她想要得到掌声，想要让大家知道我做得很好。

"但做这些事情都只能带给我非常短暂的快乐，过一段时间，我又回到很空虚的感觉。"曾经有个案这么说。

这些管理员也是被冻结在过去的孩子们，他们以为再帮你多赚一点钱、买更多的东西、过更奢华的生活、去更多地方旅行、累积更多成就，一切就能变好。

他们会这么做，都是想帮助你、保护你——你内心或许有个受创的孩子觉得自己没价值，所以管理员不断在外界寻觅，想让你感受到自己的价值。

管理员认为价值就像个空瓶子，必须用成就、事业、财富、来自别人的赞赏和肯定等来一点一点填满这个空瓶子。但是不管怎么努力从外界获取价值，管理员永远都无法真正治愈你内心那个受创的孩子。

我们的管理员部分也背负许多信念重担："我一定要成功""我要赚大钱才能像个男人""我要变得比我爸爸有钱才不会被看不起""我一定要考上一流大学""我不能浪费每一分每一秒"。

这些信念重担让管理员成为在滚轮上不断奔跑的仓鼠，永远无法停止，永远都觉得还不够。

读到这里，我想邀请你暂停下来，想想你有没有这种类型的管理员呢？你可以拿出笔记本写下他叫什么名字，在做些什么。他住在你身体哪里？从什么时候开始出现？他在担心、害怕什么？他背负着哪些信念重担？另外，他认识现在的你吗？

这些努力工作的管理员也是孩子，也需要你的关爱。而能够去爱他们的人，是你，你的"自我"。

所以，我邀请你，试着去和管理员对话，跟他介绍你是谁，让他知道他不孤单，你会在这里好好陪他。

认识内在部分六步骤

邀请你选一个你想了解的内在部分（可以选一位保卫者部分，管理员或是救火员都可以），然后照着以下步骤来认识这个内在部分。

第一步　找到这个内在部分

这个部分在你身体的哪个地方呢？你通常如何感觉到这个部分（想法、情绪、身体感受）？

第二步　把注意力放在这个内在部分身上

试着和这个部分待在一起。和他待在一起是什么感觉？有任何的文字、声音或画面出现在你脑海中吗？这些文字、声音或画面是什么？

第三步　了解这个内在部分

你可以问问这位内在部分，他想跟你说些什么？想告诉你什么？他是怎么帮助你、保护你的？他为什么要这么做？

第四步　觉察你对这部分的感觉

与你的这个内在部分分享后，你需要觉察自己对这个部分有什么感觉。如果你感受到好奇，想再多了解一点他，这表示你可能处在自我状态。如果你对这个部分饱含批判、愤怒或其他负面情绪，这表示可能有其他保卫者部分出现了。

第五步　试着去亲近这个部分

如果你处在自我状态，你就可以对这个内在部分传达你的同理心与理解，还可以用任何你想要的方式，让这个部分感受到来自你的关爱。此外，也请你尝试觉察：这个部分感觉到你的存在吗？你愿意更靠近这个部分一点吗？你想对这个部分说些什么呢？请用自己觉得适合的方式，向这个内在部分传达你想说的话。

第六步　了解内在部分的担忧

问问这个内在部分，他在担心什么？如果不继续履行他的职责，他害怕会发生什么事情呢？如果在这个对话的过程中，你感觉有其他保卫者出现，而你因此无法去亲近这个部分的话，可以试着和那些新出现的保卫者沟通——他为什么出现？为什么不愿意让你靠近这个部分呢？他想对你说什么？如果你去亲近这个内在部分，他担心会发生什么事情？

最后，花一点时间感谢这个部分愿意出现，愿意被你认识。如果有其他保卫者出现，也谢谢他的出现。不管是谁出现在这里，他都只是想要保护你。

09 唯有温柔对待内在，才能温柔对待外在

我们如何对待内在部分，就是我们如何面对外部世界。唯有爱自己内心犯错的孩子，我们才能对别人的犯错充满慈悲与关爱。

博士在读期间，我在社区一家咨询中心实习。在那里，我从督导路易丝·埃尔曼博士那里学习内在家庭系统。我非常感激几年来能够跟着她学习，因为她带给我的，不仅是专业的咨询学习，还有全然被支持与被接纳的感受。

某次我观摩埃尔曼博士对一位五十多岁的女性进行心理咨询。当时咨询中心刚刚聘用一位新的心理治疗师，这位来访个案得知后开始抱怨说："之前我女儿在另外一家机构就是找那位治疗师做咨询，她不喜欢那位治疗师！"然后她开始数落那位治疗师哪里做得不好。

听到她的数落，我内心的"评价人"部分立刻跳出来，想着："噢！那位治疗师怎么这样啊，我做咨询可比她好多了！"

接着，我听到埃尔曼博士的回应，她对那位个案说："那位治疗师

在之前的机构得不到足够的支持与协助。但在这里，我们会好好支持她，帮助她成长。"的确，那个机构给那位治疗师分配了过多的个案数量，也没有给她提供良好的支持，在这样的环境下，治疗师出现职业枯竭表现是很正常的。

至今我仍清晰记得听到埃尔曼博士的回应时，我立刻感到全身放松——我的"评价人"部分松软了，她评价"别人做不好"是为了让我觉得自己比较好，是为了保护我内心那位很怕做错事的孩子。

从那时起，我知道我会被好好支持与接纳。我知道当我犯错时——这是一定会发生的事情，因为是人就会犯错——我的督导会帮助我成长。

埃尔曼博士年纪比我大三十岁，她待在心理咨询领域的时间比我的生命还长，她大可以将我看作一位资历浅的咨询师，用批评、上级对下属等权威的方式对待我。但是在她督导我的四年中，我从来没有被看轻或被评价的感觉。相反地，我充分感受到她对我的尊重，她非常愿意花时间帮助我成长。

埃尔曼博士使用内在家庭系统做咨询已经三十多年，我现在理解到，她常处在自我领导状态，也就是说，她的自我是她的内在系统的领导者，她是用自我在跟我互动，而不是用她的保卫者跟我互动。当她用自我状态对待我时，我感受到关爱、联结与同理。

我理解到，我们如何对待内在部分，代表着我们如何对待外部世界中的自己。当我不断指责自己的犯错行为时，也会对别人的犯错行为充满指责。唯有爱自己内心犯错的孩子，我们才能也对别人的错误充满宽容。

唯有温柔对待内在，才能够温柔对待外在。

贬低别人，是为了让我们感到优越

我们或多或少都有这样类似的行为：常常在内心批评或数落别人、聚会时谈论别人的八卦、闲言碎语、贬低他人、喜欢做比较、常用言语攻击与羞辱人、什么事情都怪罪别人、在网络上谩骂……这些行为通常都是保护者想帮助我们的方式——借由批评别人、说别人坏话让我们感受到优越，这样我们就不用去面对内心那位觉得"我不够好、我没价值"的内在小孩。

我想邀请你在这里暂停一下，拿起笔记本，写下你内心有哪些喜欢"批评人、爱比较"这类型的保卫者。他们是谁？在做哪些行为？平常什么时候会出现？

然后，你可以抱着好奇心问他们：为什么你要这样做？你在保护我什么？如果不这样做，你担心会发生什么事情？

这些保卫者都是想保护你，需要你好好去认识与倾听。

我想起了多琳，一位三十多岁的女性个案，外表靓丽，有着令人羡慕的工作。"我觉得我每天都戴着面具。"多琳说，"戴着面具的我呈现出来的是我每天都很快乐，很享受生活。但是我内心充满不安全感，一直很害怕我会输，怕我不够好。"

多琳觉察到她有一个非常爱比较的内在部分："这个'爱比较小姐'每天都在做比较——比较我和别人的工作能力、社会地位、薪水、衣服的品牌。谁比较漂亮、谁比较受欢迎、谁的追求者多，等等。和朋友相处时，我常常觉得我们好虚伪，一直在讲买了什么东西或是要去哪里度假。然后这个'爱比较小姐'会确保我没有输，我要比朋友买更贵的东西，要有比她们更奢华的假期，然后我就会为此花更多的钱。但是就算买了那些东西或去度假，我一点都不快乐！"

"你对这个爱比较部分有什么感觉？"我问。

"我觉得很丢脸。我都是大人了，怎么还这么幼稚！"多琳回答。

"听起来，有另一部分的你对于'爱比较小姐'感到丢脸，完全可以理解她会这么觉得。问一问觉得丢脸的这部分，她愿不愿意到旁边休息一下，让我们有空间去认识这位'爱比较小姐'呢？"

在觉得丢脸部分到一旁休息后，我邀请多琳去靠近那位爱比较部分。"我感觉到她很慌乱，这位'爱比较小姐'的表情很惊恐，东张西望，她觉得完蛋了，要输了！"多琳说。

"这个'完蛋了，要输了'的感觉，对你来说熟悉吗？"我问多琳。

她点头回应："噢，非常熟悉，我整个人生都是这种感觉。"

"试着让这个'完蛋了，要输了'的感觉把你带回到过去……有什么回忆、画面或文字浮现在你脑海里吗？"我问。

多琳闭上眼睛，过一会儿后说："小时候我家冰箱上贴着小白板，我爸爸每天都会在白板上计分，我的每项表现都会拿来跟姐姐比较——成绩、田径队、身材、在学校参加哪些活动……在每件事情上，姐姐都比我优秀。"

看见并拥抱内在小孩的孤单

多琳来自一个看似完美的家庭，她的父母都是高学历人士，社会地位也高，还常常带着全家出国旅游。

"但是，这个家庭中没有一个人真正认识对方。我的父母之间关系超级冷淡，他们在家根本不说话。从小到大也从来没有人愿意花时间理解我，所以我从十岁开始就抑郁，开始饮食失调。但妈妈只会嫌我变胖，唠叨着要我瘦下来。她完全不知道我有多痛苦。"

"听起来，十岁的你有很多恐惧和痛苦都没有人理解，还要独自面对一些东西，比如，生活中每一件事情都被拿来和姐姐比较、觉得自己不够好、抑郁、饮食失调以及对自己身材的羞愧感。了解这些后，你现在对于'爱比较小姐'有什么感觉？"我问多琳。

多琳的身体放松下来，开始哽咽说："我觉得很心疼，她需要独自面对这些事情。也完全理解她有多慌张，要一直被比较，很怕自己输了，怕自己不够好。"

我邀请多琳去向"爱比较小姐"表达她的同理与关爱，多琳闭上眼睛，过一阵子后开始掉眼泪。

"'爱比较小姐'有什么回应吗？"我问。

多琳边掉眼泪边说："'爱比较小姐'开始哭，她说她很孤单，很害怕，可是从来没有人关心过她，也没有人想理解她。我过去抱着她，我说很抱歉，因为我之前也没有理她，让她独自承担这些痛苦。我跟她说我现在在这里，她不孤单了。"

一直以来，多琳的"爱比较小姐"被冻结在十岁，冻结在每天看到冰箱上的白板分数时的恐惧感之中。身为内在家庭系统治疗师，我并没有想要赶走"爱比较小姐"，而是帮助多琳和这个部分建立关系——现在，那位十岁的小女孩知道她不孤单了，她可以依靠多琳。

我邀请多琳继续和这个部分对话："问问'爱比较小姐'，每天做这么多比较，她会不会累啊？还有，她有没有需要你为她做些什么呢？"

"噢，她说她超级累的，她一点都不想做这些工作。"多琳说，"我跟她说我现在三十多岁了，已经有能力做很多事情。她说她希望我可以每天花时间陪她，跟她说我爱她。"

从多琳的眼神和肢体表现中，我看到她对这位十岁小女孩有许多慈悲与爱。这就是内在家庭系统疗法要做的事情，让我们能够重新去爱每一个内在部分。

激烈行为背后，都藏着一位保卫者

学习内在家庭系统疗法后，我也开始认识自己的"评价人"部分，我知道我的"评价人"部分做一切事都是为了保护我，让我觉得自己有价值。现在，每当她出现时，我可以很快觉察到她，然后我会温柔地安抚她："我们现在很安全，不需要评价别人。"

有了这样的觉察后，我更有意识地选择自己要与什么样的朋友往来。如果在聚会中，大家常常说八卦，对别人闲言碎语，我会选择不再跟这些人聚会。我希望人与人之间的交流是深刻的，我希望可以认识你、看见你，而不是听你的保卫者贬低、批评其他人。

我也思考着：这么多人喜欢闲言碎语，是不是因为我们根本不知道该如何进行真挚的人际交流？我们不知道如何展现真实的自己，只能让彼此的保卫者代替我们进行互动。或者，评价别人是不是在帮助你不用去面对自己的内心？或许你对自己的生活、感情和工作很不满意，但借由讲八卦，说别人的是非，你就不需要直面自己的难题。

我们的社会和教育体制，很容易让我们的内在部分学会借由贬低别人来获得优越感。许多成绩优秀、毕业于名校的人，他们的自我价值感建立在社会对于学历的比较上。

当然，很多时候你会碰到比自己优秀、成功、富有、漂亮的人，但只要偶尔碰到那些你认为条件"不如你"的人，这就可以带给你很多优越感，于是我们的保卫者陷入这样的恶性循环：自我感觉比别人好，让你感到有价值。

2020年暴发新冠疫情期间，我看到许多人的保卫者都在咆哮，社会上充满了谩骂、攻击和自私自利的行为。疫情碰触了我们内心底层的恐惧，当我们无法面对内心的脆弱时，保卫者就会采取更激烈的行为。

学习内在家庭系统疗法后，我开始从不一样的角度看待这些激烈行为。譬如，看到网络上攻击他人的恶毒言论时，我心里会想着："哇，你内心一定有很受伤的小孩，才会做出这么激烈的攻击行为。"然后我会在内心祝福这个人，希望他人生中有机会能够好好探索自己、疗愈自己。

当然，看到社会上出现的不公正问题，我们会有愤怒情绪是很正常的，也是很重要的。我也在练习如何让自己保持在自我状态中，去更好地面对问题，而不是被愤怒掌控而谩骂、攻击他人。

愤怒是很重要的情绪，当我能处在自我状态中时，我就能好好使用愤怒的能量去做有建设性的改变、去帮助人真正成长改变，而不是单纯地指责、攻击他人。

我学习内在家庭系统疗法好几年了，而这些都还是我不断练习的东西。现在，我似乎更能看见许多人激烈的攻击行为背后，都藏着一位奋力的保卫者，想要保护内心深处那位受创的孩子。

而你愿不愿去认识你的保卫者，以及那些你内在受创的孩子呢？

⑩　我需要照顾你，你才会喜欢我

我们可以练习区分"必须"照顾人和"想要"照顾人之间的不同。
前者来自内心的恐惧焦虑，后者来自内心的喜悦快乐。

身为一位内在家庭系统治疗师，我能从不同个案身上看到某些部分的自己，在帮助个案认识他们的内在部分时，我也更了解自己的内在。

在卡拉身上，我看见了自己的"女超人"；在盖文身上，我看到了我内心另一个活跃的管理员——那位认为必须牺牲自己、满足别人需求的"照顾人"部分。

今年四十岁的盖文是位大学教授，工作占满了他所有的时间，他觉得自己每天的生活都充满压力和焦虑，身体健康也开始亮红灯。

"我很害怕自己正在变成我父亲——所有时间都在工作、错过很多陪孩子成长的机会。孩子看我的眼神非常疏离，我跟妻子也常常因为这吵架。我觉得我已经很努力去达到每个人的要求，但好像怎么做都做不好。"盖文说。

做咨询时，我常常邀请个案暂停下来，让他们观察自己此时此刻的身体感受。我问盖文："描述这些时，你的身体有什么感觉？"

"我感觉到胃很痛，然后胸口很紧绷沉重，有点无法呼吸。"盖文回答。

"如果你愿意的话，请你继续感受胃和胸口的感觉，然后观察看看，有什么情绪、文字或画面冒出来吗？"我引导着盖文更深入地觉察这些身体感受。

盖文将手放在胸口上，慢慢地说："紧绷沉重的胸口在告诉我，我需要满足每个人的要求，不可以让别人失望。"

内在部分的"战争"

我观察到盖文有个"需要满足每个人"的"照顾人"部分，我邀请盖文和这个部分待在一起，问他："这个部分是从什么时候开始出现的？"

"哦，从很小就开始了。"盖文说，"我从小就知道，自己需要照顾家里每一个人。妈妈把我当成她的伴侣，什么心事和情绪都跟我说。爸爸一天到晚都在工作，不回家；姐姐又很叛逆，常常跟我妈吵架，所以妈妈就会跟我诉苦。而当爸妈都在家时，他们两个人会喝醉并互相吼叫。"

盖文沉默了一下继续说："我觉得自己在复制爸爸的样子，压力大时也喝酒，然后冲孩子大吼大叫。上上周我看到孩子用惊恐的眼神看着我，我不知道该怎么办，我不知道怎么跟他们相处。"

"听起来，你的这个部分从很小就认为自己需要满足每一个人的需求、这个家需要他来支撑。我们完全可以理解为什么他会有这些感受。你愿意花点时间去认识这个部分吗？"我问。

盖文点点头。我请他闭上眼睛，去和这个"照顾人"部分待在一起，然后问他："你对这个部分有什么感觉？"

"有点生气，嗯，我可以感受到有另一个部分对'照顾人'很生气——他大喊：够了！为什么我要负责这么多事情？我才不要！"盖文把手放在胸口上。

"愤怒在我的胸口里，很像里面有一团火焰要冲出来。"

"可以理解为什么'愤怒'会这么生气，请你问问'愤怒'他愿不愿意到旁边稍等，给我们一点空间去认识'照顾人'呢？当我们更了解'照顾人'为什么要这么做时，或许就能帮助他放松。"

盖文闭上眼睛，过一会儿说："我试着请'愤怒'离开，但胸口的愤怒情绪还在，'愤怒'很生气地问为什么是他离开。"

盖文继续说："这就是我内心常常出现的战争——'照顾人'和'愤怒'经常吵架，一个告诉我'你要答应每个人的请求！'，然后另一个大吼'你要拒绝，为什么我要做这些事情？'。"

极化的两个部分，都需要你好好倾听

内在家庭系统理论有一个词叫作"极化"（Polarization），这个词指的是对立的两方。我们的内在部分也会出现极化现象，像是盖文的

"照顾人"和"愤怒"，就采取了对立的姿态。

当"照顾人"坐上驾驶座时，盖文就会揽下所有事情，对任何请求都说"好"；而当"愤怒"跳上驾驶座时，盖文就会开始累积怨怼，用嘲讽和其他带有敌意的方式回应同事和学生。

盖文的"照顾人"和"愤怒"这两个部分都非常重要，都需要盖文花时间好好聆听他们的想法。我要帮助盖文进入自我状态，让他能够为这两个部分撑起一个空间。

"我想请你做几个深呼吸。深呼吸时，想象吸进来的空气让你的内在空间扩大、越来越大，足够大到你能让'照顾人'和'愤怒'同时待在这里。"我说。

盖文闭上眼睛，过一会儿后他点点头，我继续说："现在请你跟'照顾人'和'愤怒'说，他们两个都非常重要，我们会好好听他们说话。但我们一次只能听一个人说话，问问他们两个愿不愿意给彼此空间，当其中一人说话时，另一个人在旁边聆听呢？"面对极化的部分，我要做的是带着个案去好好聆听对立的双方，然后也让双方能倾听彼此。

盖文和这两个部分沟通后，"愤怒"同意先坐在旁边，听我们和"照顾人"对话。于是我带着盖文去了解"照顾人"，当盖文接近"照顾人"部分时，他看到一位充满恐惧的八岁小男孩。

这个小男孩很害怕如果他今天不满足别人的需求，那么他的家就会分崩离析——他是家中唯一一位努力把每个人聚在一起、努力让家里看起来和谐的人。

现在盖文已经四十岁，而这位"照顾人"小男孩依旧被冻结在八岁，认为他现在要完成每个人的请求，不然盖文的世界就会瓦解。

"你现在对于'照顾人'有什么感觉？"我问。

"觉得很心疼，一个孩子不应该承担撑起一个家那么重的责任啊！"盖文说。

认识"照顾人"后，接下来要让"愤怒"部分说话。我跟盖文说："我想谢谢'愤怒'刚刚愿意在旁边聆听，给我们这个空间。请你问'愤怒'，他现在有什么感受？"

"嗯，'愤怒'有点惊讶，他不知道原来'照顾人'是个八岁小男孩，'愤怒'现在好像没有那么生气了。"盖文说。

很多时候，我们内在的极化部分从来没有见过或聆听过彼此，所以他们妖魔化另一端，认为对方就是故意的，邪恶且糟糕。

在盖文去了解"愤怒"后，他也对"愤怒"部分充满感激。他发现"愤怒"是个十六岁的青少年，当时的他觉得：我受够了，等我上大学就要逃离家里！这个"愤怒"帮助盖文反抗父母，让他做自己喜欢的事情，过上多姿多彩的大学生活。"我爸爸当时要我学商业管理类专业，这样才能像他一样赚很多钱，但'愤怒'让我反抗。最后我选择念社工专业，这是我喜欢的东西，我喜欢跟人接触。"

我可以感受到盖文的眼睛亮了起来，他对"愤怒"部分充满感激。我请盖文去和"愤怒"表达他的感谢。"'愤怒'觉得松了一口气，他说，他只是希望我有时间做自己喜欢的事情。"盖文说。

面对冻结在八岁的"照顾人"小男孩，以及冻结在十六岁的"愤怒"青少年,盖文要做的是继续跟他们建立关系,让他们知道盖文现在是家里的"大人"了,他们可以信任盖文。

我们内在常有这种采取对立姿态的部分:有一部分要你辞掉工作,另一部分说不可以离职;有一部分说应该分手、离婚,另一部分的你很害怕离开伴侣;有一部分要你追寻自己的梦想,另一部分认为你应该做能被社会赞赏的事情……这些采取对立姿态的极化部分都是想要帮助你,你要做的事情是去好好倾听他们,并且也让他们倾听彼此。

在咨询中,我带着盖文理解照顾人、帮助人是很棒的特质,也是这样的特质让他走入社工领域。

而我们可以练习区分"必须"照顾人和"想要"照顾人之间的不同——前者是一个充满恐惧的八岁小男孩认为必须要这么做,后者是现在的盖文在发挥自己美好的特质。

"必须"照顾人来自内心的恐惧焦虑,"想要"照顾人来自内心的喜悦快乐。

当"照顾人"来自内心的喜悦时

这几年来,我也在学习区分这两种不同的"照顾人"。

开始学习内在家庭系统疗法后,我也发现我有个强烈的"照顾人"部分,而且她常常主导我的生活。她认为满足每个人的需求是她的责任,她对于工作邀约都说"好",她会替别人做对方明明可以自己负责的事情。她喜欢听到别人的感激、认可,听别人感谢她做的许多事情。

因为"照顾人"部分常常坐在驾驶座,所以她接下越来越多的工作，让我没时间休息。于是我的内在也开始出现极化现象，有另一部分的我累积怨怼与不满，无法愉快地做这些工作，甚至有时候在收到工作邀约时，"不满"就会立刻跳出来对邀约单位感到愤怒："你们为什么要我做这些事情！"

这样的反应让我意识到内心的极化，我的"不满"认为她需要在我收到邀约时就立刻跳出来展示愤怒，她觉得如果不这么做的话，"照顾人"就会立刻答应。在"不满"的眼中，"照顾人"就是那位怎么讲也不听，给我们的生活带来麻烦的人。

在自己的内在家庭系统咨询中认识"照顾人"后，我发现她也只是个小孩子。她认为自己必须为别人做事情，得到别人的感激，只有这样才会被喜欢。

她很害怕如果不为别人做些什么，别人就不会想跟我有联结。她也不敢拒绝，怕拒绝后别人就会不喜欢我。

我的"照顾人"部分，也是个冻结在过去的孩子。

过去几年来，我也在内在家庭系统治疗中练习去爱这位"照顾人"小女孩，现在的我对这位小女孩充满感激，她让我能够设身处地为人着想，可以看见并照顾到很多人的需求。

我想，也是因为她，我才会踏入心理咨询领域。

我也在练习设立界限、练习拒绝。当然，每次要拒绝别人时，"照顾人"小女孩还是会紧张："可以拒绝吗？这样好吗？他们会不会失望？会不会不喜欢我？"而我会好好安抚她，告诉她不论对方的回应如何，她都一样有价值，我都会爱她，而且对方的回应会由我来面对，我现在是大人，有能力处理这些东西。

我也花时间去了解"不满"部分。我认识到，"不满"其实非常重要，因为每当"不满"出现，都是她在提醒我，现在的生活状态可能太累，我没有时间休息或是充分发挥我的创造力。

我很感激"不满"，她在提醒我要拒绝，要休息，要保护珍贵的时间，做我觉得重要的事情。

我也常跟"照顾人"和"不满"说：收到工作邀约不代表我就要答应，我会评估时间、精力和兴趣后做决定。有这些邀约也表示社会上有越来越多的人重视心理健康和心理创伤，我很开心看到这样的改变。

虽然还在不断练习，但我现在已经可以感受到这两种"照顾人"部分的不同——过去的"照顾人"部分是我内心那位充满恐惧的小女孩，而现在的"照顾人"部分则来自那个内心有足够大的空间、想要分享喜悦的我。

好好爱你的"照顾人"部分

在咨询中，我常常会看到这种类型的保卫者：认为必须照顾人、满足别人的需求，才会被爱，才会有价值，才会被喜欢。

这些保卫者可能是你的"牺牲奉献"部分，让你把所有时间都花在担忧别人、照顾别人上；可能是你的"乖小孩"部分，确保你照着父母和社会大众的期待生活；可能是你的"好女孩"部分，让你安静、顺从、不要有自己的需求和声音；可能是你的"像个男人"部分，告诉你不可以展现脆弱、要成功，才会被社会认可；可能是你的"怕麻烦人"部分，认为什么事情都应该自己来、不该找别人帮忙；可能是你的"面具"部分，让你每天戴着面具，呈现出别人想要看到的样子；可能是你的"我应该"部分，每天告诉你应该完美、精致……

一直以来，这些保卫者都非常努力帮助你，他们认为你一定要这样做，才会被爱。

而我猜想，他们也是被冻结在过去的孩子，以为你还卡在过去的处境中，不知道你现在已经长大了，不知道现在的你已经有能力面对年幼的你无法面对的事情。

同样地，请你拿起笔记本，好好去认识这些保卫者们。他们住在你身体哪个部位？感觉起来像是几岁？有没有什么画面、图案或颜色呢？他们为什么觉得需要这么做？他们在害怕什么？他们背负着哪些信念重担？

让这些保卫者部分好好认识你，让他们知道，他们不再孤单了，因为现在有你，你会好好爱他们。

11 当我们能看见"敌人"深藏的秘密时，就能放下仇恨

> 如同每一位保卫者，"想自杀"也是想帮助你——他们也背负着秘密与痛苦，只是认为自杀是帮助你的唯一方法。这些努力想保护你的"想自杀"部分，也需要好好被理解。

学习内在家庭系统疗法后，我开始能用不同的眼光看待不同行为。过去看到别人的攻击伤害、批评谩骂，我会充满不解与愤怒。现在的我了解到，这些行为都来自他们的保卫者。

当然，这无法合理化伤人行为，但我们可以用不一样的方式来帮助人面对激烈的保卫者。

在前面有介绍，保卫者分成管理员和救火员。管理员确保我们的生活一切尽在掌控和规划之中。但不论管理员多么努力，生活总会发生一些事情，让我们接触到被放逐的孩子的情绪——"我没价值""我不够好""我不重要""我很糟糕""我没人爱"。

当痛苦情绪被触发时，另一类保卫者——救火员就会冲出来灭火。对于救火员来说，让你不再感受痛苦是最重要的事情，所以他们

会做出任何行为来帮助你"离开"，比如让你失神、解离、用手机浏览社交网站、消费购物、攻击别人、暴饮暴食、暴怒、性爱、自残、使用药物或酒精，等等。救火员部分不惜做出可能会伤害到你自己的行为，甚至是自杀，用结束你的生命来"离开"痛苦。

倾听你的救火员

还记得前几章出现的个案贝莎吗？贝莎常常晚上会到酒吧喝酒，然后跟陌生人回家。第二天会充满羞愧，觉得自己很糟糕。在和贝莎的咨询中，我们也有机会去认识她的救火员。

"有一部分的你觉得需要和陌生人发生关系，这部分就是你的救火员。你对这个部分有什么感觉？"我带着贝莎去理解她的救火员部分。

"觉得她很糟糕、很丢脸。我怎么会不断做出这样的事情？"贝莎说。

还记得贝莎有一个很强烈的自我批评者吗？这个自我批评者经常在咨询中出现。每次她出现时，我会带着贝莎进行觉察，然后让她邀请"自我批评"部分到旁边休息。

"听起来你的'自我批评'对这个救火员部分感到很生气，可以理解她会有这种感受。问问看'自我批评'愿不愿意到旁边稍微休息，让我们去了解这个部分为什么要这么做呢？"我问。

贝莎点点头，闭上眼睛请"自我批评"部分到旁边休息。身为内在家庭系统治疗师，我尊重个案的每一位保卫者，咨询中，我也都会先征询保卫者的意见，再继续往内探索。如果保卫者不同意，我就会花时间去了解这位保卫者。保卫者会阻挡都是有原因的，他们可能害怕个案会被即将挖掘出来的情绪淹没、怕个案被评价伤害等。每一位保卫者都想保护你，他们都值得好好被聆听。

贝莎说"自我批评"现在坐在咨询室另一张椅子上，我可以感觉到贝莎变得平静，她处在自我状态，我带着她再回去探索这个救火员部分："问问看这个救火员，她为什么觉得需要这么做？她想帮助你什么？"

贝莎停顿了一阵子后，缓缓地说："她想要让我感受到自己是被爱的，是有人要的。这个救火员部分说，跟陌生人回家，会让我感觉到我没有被抛弃。"

"你可以理解这个救火员部分为什么要这么做吗？"我问。

贝莎点点头，继续说："前几天，我接到父母的电话，妈妈在电话中数落我怎么这么笨，什么都做不好。我挂掉电话后非常难过，就去酒吧，然后与酒吧中和我聊天的人回家。"

"听起来，跟父母打电话触发了你内心那位受创的小孩，让她觉得自己被抛弃了，所以这个救火员部分就跳出来帮助你，和别人发生关系，让你觉得被爱。"我继续问贝莎，"你现在对这个救火员部分有什么感觉？"

"觉得，哇——原来她是想要保护我。"贝莎微微张大眼睛，我可以感受到她对于这个部分多了一些理解与同理心。

救火员，也被冻结在过去

我们的管理员常常得到掌声，救火员的行为通常会被社会指责。但就算被社会大众讨厌，这些救火员们仍旧承接下最困难的工作，而这都是为了帮助你。

我邀请贝莎向这个救火员部分表达理解和关爱。当然，我们不用认同救火员采取的行为，但是我们可以理解她。这些救火员也被冻结在过去，在用她们唯一知道的方式保护你。

你的救火员部分也需要你的理解和爱。

在内在家庭系统治疗过程中，我并不去强迫贝莎的这个救火员部分做出改变，因为这个部分的行为本身不是"问题"，而是这个部分将这些行为视为帮助贝莎的解决方法，这种观念才是问题。这个部分会这么做，是因为贝莎有一位受创的内在孩子，觉得自己没有人爱。

我要做的事情，是让贝莎能够进入自我状态，和这个救火员部分建立关系，让这个救火员部分知道，贝莎现在是大人了，有能力面对负面情绪，也有能力去疗愈内心的受创小孩。然后在这个救火员的信任与同意下，我就能带着贝莎去疗愈内心被放逐的受创孩子。

一旦受创的孩子被疗愈，救火员就不需要再做这些行为了。当然，这样的内在家庭系统咨询需要花时间，贝莎也需要花时间慢慢和内在部分建立关系。

我博士毕业时，贝莎也刚好大学毕业。最后一次咨询会谈时，她送给我一张卡片，上面写着："谢谢你陪我走过这段路。"贝莎是另一个我时常想起的个案，我偶尔也会翻出那张卡片，祝福她和她的内在部分一切都好。

学习内在家庭系统让我对人的内在力量充满敬佩，我知道我只需要帮助贝莎进入自我状态，她就能去关爱每一个内在部分。

贝莎的内在家庭成员需要的是她，不是我。

激烈的救火员，需要你好好倾听

美国诗人亨利·华兹华斯·朗费罗（Henry Wadsworth Longfellow）曾说："如果我们能看见敌人深藏的秘密，就能看见之中的悲伤与痛苦，那么，我们就能卸下仇视与敌意。"

我们常常把救火员视为敌人，想要赶走他们，对抗他们。通常我们用激烈手段对抗救火员时，会面临他们更加剧烈的反抗行为。而当我们愿意去认识、倾听这些救火员时，他们就会告诉我们为什么他们必须这么做。

救火员也有秘密，这些秘密中藏着悲伤与痛苦。

过去几年中，我看见各种各样的救火员，想要努力保护个案。

念博士班时，我督导过程中有位实习咨询师遇到一位青少年个案，她有严重的厌食症。我坐在咨询室后面，看着这位身体瘦弱的少女，缓缓地说出："'厌食'部分说，'我在惩罚你，你不可以吃东西、不可以长大，因为如果你长大了，就会伤害其他孩子'。"

我记得听到这句话后的震撼，这位青少年的父母试过许多方法去治疗她的厌食症——各种机构和医院、强迫她进食，但是她的体重依旧没有增加。目前有太多心理治疗都是在赶走救火员——但是我们越剧烈对抗，救火员就越激烈作战。

救火员需要的，是倾听与理解，聆听他们行为背后深藏的秘密和痛苦。

这位青少年的"厌食"部分带着很大的秘密，她要确保这位女孩不会伤害到人。原来，这位少女有另外一个部分，因为过去遭受的性创伤，让这个部分对儿童有不当幻想。所以"厌食"部分要跳出来，确保她不吃东西、不会长大。"厌食"部分认为：如果她长大，那个不当幻想的部分也会茁壮起来，进而做出伤害其他孩子的行为。"厌食"部分在保护她，让她不要成为加害者。

从后面看着这位青少年时，我仿佛看见她内心好多受创的孩子——年幼时遭受性创伤的部分、因为创伤而对性感到困惑的部分、对于不当幻想的羞愧和恐惧的部分、觉得自己很糟糕的部分。然后，"厌食"部分跳出来，想要阻止一切发生。

如果治疗只注重改变饮食行为、强迫进食，那么她的内心世界永远不会被理解。唯有当她的内在创伤问题被好好处理时，"厌食"才能够放下工作。

每个内在部分都是被欢迎的、需要被好好理解的，哪怕是做出极端行为的救火员。

温柔地爱"想自杀"部分

极端的救火员常常会激起社会大众的负面情绪，比如"想自杀"

部分。

谈论自杀是一件非常困难的事。我在课堂上谈论起自杀话题时，学生们总会充满焦虑。他们对向个案开口问"你有没有想过自杀？"这件事充满恐惧。

这个社会对自杀有许多误解。大众认为如果开口问了，就可能会让另一个人产生自杀念头，于是许多人对于要说出"自杀"两个字非常害怕。

这个社会对于自杀也有各种负面评价。有些人谴责自杀者，有时自杀者的家人和朋友也对自杀者充满不理解，甚至羞愧。社会大众对于自杀也有各种道德论述。

在写这本书时，我听到一个谈论内在家庭系统疗法的播客，主持人是一位内在家庭系统治疗师。在那一期的节目中，她访谈另一位经常处理自杀问题的内在家庭系统治疗师，谈论人们的"想自杀"部分。

点开那期节目前，我心中本来很紧张，而主持人在开场时温柔地说："让我们来聊聊这些非常宝贵的'想自杀'部分。"听到这句话时，我觉察到身体立刻松软了下来：对啊，就如同每一位保卫者，"想自杀"也是想帮助你——他们也背负着秘密与痛苦，只是认为自杀是帮助你的唯一方法。

这些努力保护你的"想自杀"部分，也需要好好被同理与理解。

内在家庭系统疗法创办人施瓦茨博士在2021年出版了新书《没有不好的你》(*No Bad Parts*)，书名就是在说，你没有任何一个部分是邪恶的。不管他们做出什么样的行为，都是想要帮助你。

书中，施瓦茨博士节选了一段和个案的"想自杀"部分的对话记录，让我非常感动。

个案莫娜在咨询会谈结束后，开始出现严重的自杀倾向，于是，施瓦茨博士和她的"想自杀"对话。他很好奇，是不是咨询过程让莫娜的"想自杀"部分很生气？

对话展开后，"想自杀"部分说："莫娜就是个混蛋，她什么事情都做错，什么都做不好，她会把一切事情都搞砸。在咨询中她暴露这么多脆弱面，这实在是太糟糕了，她应该很坚强和完美！"

如同施瓦茨博士猜想的，莫娜在上次咨询中触碰到了受创的内在小孩，展现出了脆弱的一面，而这激起"想自杀"部分的愤怒。

随着施瓦茨博士继续带莫娜认识"想自杀"部分，莫娜知道，原来"想自杀"部分还以为莫娜停留在三十二岁——那是莫娜经历重大丧失、非常低沉抑郁的年纪。的确，对那时的莫娜来说，展现脆弱是很危险的事情。

原来"想自杀"部分以为莫娜还是三十二岁，所以要保护莫娜就不能让她展现脆弱。

施瓦茨博士感谢"想自杀"部分愿意分享，然后再问莫娜："你现在对于'想自杀'部分有什么感觉？"

莫娜说："我对她有很多怜悯，原来她只是想要保护我！"

施瓦茨博士说："对啊，她只是想要保护你，没有真的要结束你的生命。但她不知道除了自杀威胁之外还有什么其他方式可以帮助你。现在，你可以跟'想自杀'部分说，你能够理解她为什么要这样做，看她有什么反应。"

莫娜感觉到"想自杀"部分放松了，然后莫娜告诉"想自杀"部分她现在的年纪和状态，以及她身边有可以依靠的人。接着，"想自杀"部分开始哭泣，而莫娜温柔地抱着她。

阅读这段对话让我非常感动，我思考着：我们是不是该重新检视这个社会面对自杀问题时的态度？主流社会面对"想自杀"部分一直采取逃避谈论、妖魔化、试图赶走他们或激烈对抗的应对方法，少有人愿意好好倾听"想自杀"部分带着什么秘密和痛苦，他想要保护你什么。

或许你内心也有行为过激的救火员，正用自己认为正确的方式努力保护你——解离、暴食、厌食、成瘾、酗酒、沉迷网络、沉迷工作、自残、伤害别人、暴怒到想要摧毁世界、自杀……这些救火员承担起责任，只是觉得需要用这样的方式保护你。

或许过去，你试图用激烈的方式对抗他们，但现在可以用不一样的方式重新认识他们。这些救火员需要的，是你的温柔对待。当你愿意倾听和理解时，你就会发现这些救火员其实有着许多智慧。

⑫ 找到内心被放逐的孩子们

或许，我们不知道自己是谁，是因为内心有些部分被放逐了。原来，要找回自己真正是谁，就是要找回当初被放逐的部分。

美国心理师塔拉·布拉克（Tara Brach）曾经在演讲中分享过一个故事，大概是这样：

有一位七岁的小女孩被喝醉酒的父亲殴打后，恐惧地躲在衣橱里，闭着眼睛祷告：请帮帮我，我无法再承受这种痛苦了。在她睁开眼睛后，眼前出现一位仙女。小女孩告诉仙女，爸爸常常殴打她，妈妈也没有保护她。

仙女说："我无法让这些事情消失，但我可以帮助你度过——我可以帮助你遗忘。当未来有一天你有能力面对时，这些情绪和记忆就会再回来。我现在会把这些痛苦情绪和记忆分别藏到你身体各个部位，这些身体部位会收藏好痛苦，直到有一天你准备好了，再让这些情绪出来。

"我会让你心头紧缩、喉咙紧绷，这些都可以帮助你不去感受痛苦。所以你会感到麻木，会很难与人相处，会用不被大众认可的方式调节自我，但这些是能使你度过一切的方法，让你可以继续生活。

"你不会永远遗忘一切。我会在你心中留下一个小小的声音，这个声音会让你想要重新和自己联结。这可能需要花很长一段时间，但将来你会有能力让这些储存的痛苦重新释放出来。而当你重新把心打开时，就会感受到身体和情绪上的痛苦，而你会有足够的资源——你的慈悲之心、来自信任的人的支持，用来面对这些痛苦。你会重新和自己联结，找回自己，你的本质一直都在，只是被伤口遮蔽住了。"

仙女帮助小女孩上床睡觉。小女孩睡着后，仙女挥了挥魔法棒，说："在你醒来后，你会忘记这一切，忘记我曾经出现过，忘记悲伤情绪，这是你摆脱痛苦唯一的方式。你是一个美丽的孩子。我爱你，你的父母也爱你，但他们没有能力表达健康的爱。有一天，你会知道自己真正是谁。"

这个故事是布拉克博士的个案讲给她的。当我听到这个故事时，我想着：哦，原来过去我也有个仙女帮助我遗忘！我对于童年没有太多记忆，以前常常对"想不起来"这件事充满挫败感。现在我理解了，虽然没有鲜明的记忆，但我内心一直有个小小的声音，让我走上心理咨询这条路，让我被内在家庭系统治疗吸引，让我展开自己的内在家庭系统疗愈旅程。

我想，如果愿意倾听，我们每个人内心都会有这个声音吧。

这个声音让我的个案来到咨询室；这个声音让你拿起这本书或其

他心理学书阅读；这个声音指引我们踏上探索、疗愈、康复之旅。这个声音让我开始寻找自己真正是谁。

过去十年，我不断向外寻找答案，拿到了咨询专业的硕士学位和博士学位，还拿了许多证书和执照，上各种课程，这些都是因为我在寻找自己真正是谁。而我找到的东西，最终都指引我回到内心世界，去面对那些我不敢碰触的——内心被放逐的孩子们。

被放逐的孩子们，背负着重担

加博尔·马泰（Gabor Maté）医生在纪录片《创伤的智慧》（*The Wisdom of Trauma*）中说，创伤是"和自己分离"（Disconnection from Self）。而以内在家庭系统疗法观点解释，就是当身为孩子的我们感到痛苦，身边又没有大人能帮忙处理情绪时，我们的内在系统为了保护我们，让某个部分承担起重任，帮你背负痛苦情绪，被流放到边疆——他们就是被放逐者（exiles）。

就如同故事中仙女说"我现在会把这些痛苦情绪和记忆分别藏到你身体各个部位，这些身体部位会收藏好痛苦，直到有一天你准备好了，再让这些情绪出来"，那些当初的痛苦事件所带来的情绪，并没有消失，而是被埋藏起来，等你准备好再出来。

或许，我们不知道自己是谁，是因为内心的确有某些部分被放逐了。因此，要找回自己真正是谁，就需要找回那些当初被放逐的部分。

这些被放逐者，一直以来都帮你背负痛苦情绪和信念，至今，他们依旧被冻结在过去。我在课堂中教内在家庭系统时，会在幻灯片中列出以下信念和情绪，请学生花一点时间阅读。如果他们的内在孩子也背负着类似信念，就在句子前打钩：

- ☐ 我的存在不重要，我的需求不重要
- ☐ 我的父母不爱我
- ☐ 充满羞愧，认为一切都是我的问题
- ☐ 我不够好，不够有价值
- ☐ 没有人要我，我不值得被爱
- ☐ 我会把每一件事情都搞砸
- ☐ 我是个负担，每个人都觉得我在打扰他
- ☐ 都是我的错
- ☐ 不可以哭，不可以展现情绪，不可以犯错
- ☐ 我长得很丑
- ☐ 我不配拥有好的事物
- ☐ 我不会被接纳
- ☐ 我不能信任人
- ☐ 我永远会自己一个人

因为是网络在线授课，学生用匿名方式在屏幕上打钩，我看到每一个句子旁都填满了打钩符号。我邀请学生暂停下来，花一点时间感受，看到屏幕上这么多钩是什么感觉？

一位学生眼眶泛着泪说："哇，原来我们每个人内心都有这些信念。"如果你内心有这些信念，你一点都不孤单。

这些信念和情绪就是"重担"。想象一位孩子拖着一个很大很重的

袋子，袋子里装着这些痛苦情绪和信念。因为小时候的我们无法处理情绪，所以这些年幼的内在部分帮我们承担着痛苦。

而为了让我们能继续"正常"生活，我们的内在系统把这些部分驱逐到"边境"，然后我们的生活开始被保卫者接管——管理员努力确保你掌控生活中的一切，让你完美，活出别人期待的样子，让你遗忘过去。而当被放逐的孩子被触碰时，救火员们就会跳出来灭火，用各种行为带你离开。

我们的每个内在部分都充满智慧，他们拼尽全力、想尽办法保护着我们。

我的保卫者在保护谁

开始接触内在家庭系统疗法后，我也想着：那我呢？我有个"女超人"部分如此努力让我达成成就；我的"照顾人"部分觉得她应该满足每一个人的需求；还有一部分的我让我忘掉童年。她们为什么要这么做，她们想保护什么？

我自己成为内在家庭系统疗法中的个案后，发现原来我内在还有更多保卫者：我有个"理智"部分会确保我对事物只停留在分析和思考层面，只待在大脑就好，不要让感受进入身体里；还有另一部分常常说"发生在我身上的事情一点都不严重"，她认为比起其他人遭受的创伤，发生在我身上的事情应该不严重吧，我的家庭很正常啊！

我很要好的朋友莫莉曾经问我："你刚来美国念研究生时，到新的国家，会不会无法适应，觉得很孤独？"莫莉就住在美国宾夕法尼亚州，无论念书、工作，她都在离家车程两小时内的地方，她从来没有和家人分别在不同国家。

我思索着自己2012年刚到美国念硕士的感觉，回应她说："完全不会哎，自己一个人面对一切的感觉，十分熟悉。"我意识到，"我只有自己一个人、不会有人帮助我"似乎是我人生的主旋律，是我从小到大最熟悉的感受。

虽然对小时候没有太多记忆，然而我脑海中一直有段印象深刻的记忆。某次家族亲戚们在某个公园聚会，当时两岁多的我跟在几个亲戚后面走，我停下来看风景，然后转眼间，他们就消失不见了。

我跟丢了。

记忆中，我接下来遇到两位阿姨，她们给我吃棒棒糖，带着我到处找家人。

当我终于接近家族亲戚聚会的凉亭时，那个画面长久以来一直刻印在我脑海中——我看到每个人都在做自己的事情。我不见了，根本没有人发现。

或许，从那时候起，那个小小的我开始相信：我的存在，一点都不重要。

我猜想童年的其他经历，继续加深了那样的信念。听妈妈描述，我在小学一年级中午放学后都是自己走回家，一个人在家待上一下午。邻居常听到我在家里大声哭，来敲门问我要不要去他们家，而我不愿意。

我对于这些完全没有任何记忆，我想，我的保卫者很努力帮助我遗忘。我也不是在怪罪父母，毕竟他们有经济压力，需要工作，身边也没有足够的资源与支持，这也是许多父母会碰到的状况。父母们都需要社会给予更多的资源与帮助。

似乎，小时候的我就学到"什么事情都要自己面对，不会有人帮我"，而这底下更深的信念是"我不重要，我会对别人造成负担"。所以当我在小学时期遭遇长达四年的性骚扰时，我没有跟家里任何一个大人说。我曾经尝试向学校里的老师求救，但没有人做任何事情。没有人保护我。

上初中后，我发现了"成绩好"这根浮木。原来成绩好会让我被看见，会让我变得有力量，会让别人认为我很重要。

于是，我的"女超人"部分就此出现，一直以来，她帮助我达成各种成就，表现出让大家赞赏的样子。我的"照顾人"部分也出现了，她借由不断满足别人的需求，让别人喜欢我，觉得我很重要。

为了让我不触碰到内心受创的孩子，我的"理智"部分确保我只停留在思考的层面，而不去感受情绪。还有，那位"这才不严重"部分会不断安慰说："我的经历一点都不严重啊，我只是被不当触摸身体，又不是被强暴，这不严重吧！"

三十岁后，我才跟我妈透露小时候被性骚扰的事情，也终于问起那个纠结已久的走失事件："你们都没有发现我不见了吗？"

她当时忙着照顾刚出生的妹妹，以为我跟其他亲戚在一起，而我有个庞大的家族，大家都以为我跟别人在一起，所以没人注意到我不见了。

或许，当初我走回来后，若有人跟那个两岁的我谈谈发生了什么，及时处理我的困惑、恐惧和其他情绪，我的心门就不会关起来。或许在之后被伤害时，我知道我可以求救。

许多父母不知道如何跟孩子谈情绪，这也不是他们的错，这是社会和家族文化世代传承下来的集体创伤——不知道如何建立真挚的情感联结、不知道如何展现脆弱、不知道如何接纳和表达情绪……这些都不是只从我父母才开始的，而是从很久以前就开始了。

我们的父母、祖父母、曾祖父母以及更早的祖先们，也都有他们自己内在被放逐的受创孩子，他们尽力用当时所拥有的资源和熟悉的方式来养育下一代。他们可能没有机会或方法自我疗愈，于是只能把这些伤痛继续传下去。

我很幸运自己踏入了心理咨询领域，有机会处理这些问题，不再把创伤传给下一代。这场康复之旅让我找回自己，让我更惊喜的是，父母也在成长与改变。我很感激现在能够和妈妈对话，谈论过去的经历对我的影响，让我内心被冻结的孩子们感受到：她们有好好被爱着。

让内在孩子们知道，他们再也不孤独了

马泰医生在纪录片《创伤的智慧》里问："当你还是个孩子时，你感到痛苦，会跟谁说？"

我的答案是：没有人。

我从许多个案身上也看到，他们在童年时期受伤，身边没有人帮他们处理情绪。创伤并不仅仅指发生的痛苦事件，还包括事件发生时，

身为孩子的我们需要独自一个人承受的事实。

而这些被放逐的受创孩子们，至今仍然是独自一人，因为我们的内在系统持续用同样方式对待他们——保卫者把这些受创的孩子赶到地下室关起来，他们仍然独自一人承受苦痛。

我意识到，一直以来，原来我也对内在孩子做同样的事——我的生活被保卫者主导，我不曾去靠近我内心这些受创的孩子，我也在放逐她们。我的这些行为更会加深她们原有的信念：我不重要。我只有自己一个人。不会有人保护我。

直到我开始做内在家庭系统咨询后，才真正有机会进入内在，去跟被放逐的孩子见面。我开始练习重新去爱这些孩子，当她们感到痛苦，感受到"我不重要、我是负担"等情绪时，我会安抚、陪伴她们，告诉她们：我会在这里陪你。我不抛弃你。我爱你。

你内在也有被放逐的孩子。可能过去你被伤害、被拒绝、被羞辱的经历，让他们被冻结在那些负面情绪中。这就是为什么，不管你的保卫者们多么努力让你累积成就、财富，获得地位，让你拥有看似完美的生活，你的内心依旧感到空洞，觉得自己没价值、不够好。

因为背负伤痛的孩子依旧被冻结与放逐在内心深处。而真正的疗愈，是要找到这些被放逐的孩子，然后把他们带回家。

内在家庭系统治疗过程中，我要帮助个案疗愈被放逐的孩子，但是我无法立刻这样做。在靠近被放逐的孩子前，我们需要先得到保卫者的信任与同意。想想看，保卫者如此努力工作，就是为了让你不接触到受创的孩子，如果我硬是带着你碰触创伤，保卫者就可能会强烈阻挡。

　　唯有当保卫者信任你，相信你现在可以成为家里的"大人"时，才会给你空间，让你去疗愈内在孩子。

　　疗愈是一个过程，需要时间和空间。你可能现在很想赶快帮内在受创的孩子处理创伤，但这本书并不鼓励你这么做。

　　我想邀请你，慢慢来，花时间好好去认识这些珍贵的保卫者们，让保卫者信任你。每次出现痛苦情绪和信念时，你知道是这些受创的孩子在释放痛苦，你可以陪伴着他们，让他们知道你不会抛弃他们。

　　你可以让你的内在部分知道，他们不再是孤独一人了。

"自我"就像太阳，一直都在，

只是有时被挡住了。

而疗愈，就是回到最初的自我，

回归到爱与联结的本质。

Part 3

第三部分

成为自我领导者

⑬ 从现在起，练习自我领导

自我就像是太阳，一直都在，只是有时候会被挡住。而过去经历
伤痛的人，你的自我就是被各种保护者覆盖住了。

在写本书时，纪录片《创伤的智慧》上映，这个纪录片有一系列
与心理创伤有关的对谈，其中一个是加博尔·马泰医生和知名创作歌
手希雅（Sia）的谈话。

提到希雅，你可能会想到她那首非常著名的歌曲 Chandelier，音乐
影片里有一个镜头，是一位小女孩在一个空屋子里疯狂地跳舞。希雅
说，那位小女孩就是小时候的她。对谈中，她分享自己的童年创伤以
及成为歌手的心路历程。

对谈中让我最感动的是，希雅哭着说，几天前发生的一些事情让
她很难过，而她以前从来不敢去感受情绪，很怕情绪被释放出来后会
失控，但现在她非常骄傲自己能够去感受情绪，而不是用其他方法让
自己"离开"。过去，她以为名气、财富可以为她带来快乐，但是却没

有。带给她快乐的，是能够"处在当下"。

聆听希雅的故事时，我也看到她的内在世界：她有几位背负过去创伤痛苦的被放逐的孩子，为了不去碰触这些伤痛，她有一个很强烈的"照顾人"管理员部分，总是在照顾别人、满足别人的需求。我也听到她有个强烈的救火员部分，会让她药物成瘾并产生自杀念头。

过去，当内在孩子带着痛苦情绪出现时，希雅的保卫者们就会跳出来帮助她"离开"。而现在最让她感到骄傲与快乐的，是当内在孩子感到痛苦时，她能和这些情绪待在一起。

这就是内在家庭系统治疗想做的事情——帮助你的"自我"去陪伴内心受创的孩子，去爱每一个内在部分。如果你的自我能够当回家里的"大人"，能够坐回驾驶座，那么，我们就能成为自我领导者。

自我是本质，从来不曾消失

成为自我领导者并不表示从此不会再有任何痛苦，相反地，你会感受到更多负面情绪。过去，你的保卫者用各种防卫机制让你不用感受痛苦。而现在，当你的自我成为内在世界的领导者，你的保卫者愿意信任你时，你就能够去感受和陪伴那些内心的受创孩子。

能够感受情绪，才能有活着的感觉。

许多人以为"疗愈"是指把负面情绪赶走、忘掉伤痛，但疗愈并不是要"赶走"或"遗忘"情绪，而是要扩展内心，给苦痛足够的空间。如同禅师佩玛·丘卓（Pema Chödrön）所说："疗愈来自让情绪有空间——有空间给哀悼、给宽容、给苦难、给喜悦。"

在你的自我成为内在领导者后，能给每一个内在部分撑起空间，你的自我就能够跟这些情绪共处，而不是陷入情绪中。我们要成为观察者，能观察自己的情绪和想法。内在家庭系统帮助你进入自我状态，不仅让你成为一位观察者，还让你抱持好奇心、同理与关爱去陪伴你的内在部分。

施瓦茨博士相信：我们每一个人都可以进入自我状态，都能够展现慈悲、同理、联结及给予爱。

世界上主流心理学理论大多来自西方白人男性观点。这些传统主流心理学大多以"缺陷、疾病"的角度看待人的各种问题，认为一个人若小时候没有被好好爱过，长大后就无法爱人。但施瓦茨博士通过四十年来使用内在家庭系统治疗个案的经验发现：不管一个人过去经历多么剧烈的创伤，都能进入自我状态，能够展现八个自我状态特质。

也就是说，自我是我们的本质，是每一个人与生俱来的。一直以来，这个自我都没有消失。自我就像是太阳，一直都在，只是有时候会被挡住。而过去经历伤痛的人，他们的自我就是被各种保护者覆盖住了。

疗愈，就是回到最初的自我。我现在也相信：人的本质是爱与联结，我们每个人都有这些能力，也都能从内心找回这些能力。

来自"自我"的助人工作

我从2015年开始学习内在家庭系统疗法，有很长一段时间，我对内在家庭系统疗法的理解都只停留在认知层面，直到自己成为内在家庭系统疗法个案，才开始真的"懂了"，而这个"懂了"同时来自我的内心和身体。内在家庭系统成为一种生活方式，成为我想要的生活的样子，成为我想要的存在的样子。不仅在咨询专业中，我想要在我人生的各个领域都能实践自我领导的生活。

我一直相信，身为一位心理治疗师，我们只能带着个案走到自己愿意去的地方。如果我要带着个案走进内心深处，我自己也要愿意往我的内心深处走去。心理治疗师也非常需要处理自己的问题，因为我们也是人，也有过往的痛苦与创伤，内心也有保卫者和被放逐的孩子。如果没有处理自己的问题，治疗师的内在部分就会出现，甚至干预咨询进程。

几年前，我有一位四十多岁的女性个案，在咨询中谈论现任交往对象让她感到痛苦困惑。从她的描述来看，对方行为非常符合自恋型人格特质：重视外表完美假象、以自我为中心、有优越感、需要得到外在认可。

这位个案在咨询中谈到不知道该离开还是继续在关系中努力，我开始感受到内心有一部分非常焦躁，想着："这些都是非常典型的自恋型人格特质，非常难改变！你赶快离开！"

接下来，这个"焦躁"部分坐上了驾驶座，开始掌控咨询，她想让个案知道分手比较好，并开始指导个案该怎么做。那次咨询结束后，那位个案写信跟我说她想要暂时休息一下，然后，就再也没有回来咨询了。这个经验让我得到许多学习和反思，我理解到：如果我的保卫者坐上驾驶座，一切就会开始朝着她想达成的咨询目标前进，从而无法看清个案需要什么。

我理解到，原来助人行为也有两种：一种来自保卫者，另一种来自自我。如果心理治疗师被自己的保卫者主导，就可能摆出自以为是的姿态，自诩专家，喜欢指导个案"正确"做法，需要大众的掌声和赞赏，对个案抱有"我来拯救你"的心态，甚至滥用治疗师权力剥削个案，做出伤害个案的行为。

当心理治疗师被保卫者主导时，咨询会谈就不再以个案的需求为中心，而是以满足治疗师的保卫者的需求为中心，让他们得到他们想要的东西，像是自尊、自我优越感、赞赏与认同，等等。

这些保卫者主导咨询的行为，说明治疗师自己有需要处理的内在问题。若没有好好处理自己的问题，助人行为就成为治疗师弥补自身伤口的行为。

另一种助人行为来自心理治疗师的自我。治疗师处在自我状态时，能看见个案内心拥有他们需要的能力、力量和资源。个案本来就是完整的，没有缺陷，治疗师并不是要拯救个案，或告诉个案该怎么做，不是用专家姿态以上对下，而是肩并肩和个案一起走，帮助个案找到他们内在的力量和资源。

开始学习内在家庭系统后，我也在练习成为一位自我领导治疗师——我不是专家，个案才是自己的专家。心理治疗师帮助个案进入内心，认识自己的内在系统，而个案的自我才是能疗愈内在部分的人。每一场内在家庭系统咨询，都是一场踏入个案奥秘的内心世界的旅行。我无法事先规划咨询中会发生哪些事情，也无法预测个案会有哪些部分冒出来，每次咨询都是踏入未知，每个当下都是此时此刻。

我们每个人都可以，也都有能力做这些内在复原工作。

走入步道入口，探索内在部分

主流西方心理学理论认定人只有单一心智——你只能有一种想法、情绪和存在，若出现不符合主流的情绪和想法就是不好的，许多心理治疗模式也建立在这样的假设上，要把不好的情绪和想法赶走。而内在家庭系统认为人是多元心智，我们内心有多种人格、想法和行为，这些都是很正常的。我们要练习的，是让自我成为内在系统的领导者。

当然，到现在还是有一部分的我会怀疑："我们内心真的是多元心智吗？"施瓦茨博士创立内在家庭系统疗法四十多年，内心也仍然有个部分会质疑："这是真的吗？"过去四十年来，全世界有非常多的治疗师在使用内在家庭系统疗法，也更让我相信，我们每一个人都有能力做这些内在复原工作。

想一想，你的内在有许多部分，这是多么有趣的事情！过去几年里的内在家庭系统咨询，让我认识自己的许多内在部分，我也知道内心还有更多东西等着我去探索。原来认识了解自己，是这么好玩的事。

内在家庭系统有个词叫作"Trailhead"，意为"步道入口"。每一天，我们内心出现的各种情绪、想法和身体感受都是一个步道入口。如果你愿意从这个步道入口走进去，继续探索，仔细聆听，就能找到内心那位向你传达信息的部分。

每一天都有来自你内心部分的各种信息，每一天都在探索与疗愈。

　　而我希望内在家庭系统可以给你一点启发，让你开始对自己的内在世界充满好奇，然后可以用这样的角度看待自己、别人以及这个社会。

⑭　看见父母的内在小孩

> 如果我们不敢碰触内在的伤痛，就注定会把这些伤痛传给下一代。同样的模式会不断复制，直到家族中有人停下来，回过头，看见家族中的创伤，才有可能开始出现改变。

在我任教的心理咨询研究所，所有硕士班学生第一个学期都要上"原生家庭"这门课。我会在课上带学生画"家系图"（Family Genogram），这是一个把家族世代成员标记在纸上，检视每个成员之间关系和状态的谱图。

在这门课中我也会介绍内在家庭系统理论，并且请学生用内在家庭系统疗法的角度去检视家系图：从家族世代中你观察到哪些保卫者？有哪些被放逐的孩子？另外，哪些信念和情绪重担被传递下来？

我有许多学生年纪在三十到六十多岁间，已经是父母或是祖父母，所以他们检视家系图时，常常能很清晰地看见自己是如何继承来自父母的信念的，又是如何把同样的行为模式传给下一代的。

原生家庭是一个很复杂的问题，学生们对于这门课常常感到焦虑恐惧。而面对原生家庭问题，许多人会卡在指责怪罪父母的角色中，我想到杰夫的例子。

"怪罪人"部分，想帮助你什么？

"都是我爸妈的错，他们要我当工程师，说这样他们才会觉得光荣。但我一点都不喜欢这个工作，我每天都觉得人生毫无意义，活得很痛苦。都是他们的错！"杰夫说。

咨询中，我观察到杰夫的"怪罪父母"部分常常会出现，我感觉到这个部分似乎被冻结在过去，不知道杰夫现在已经成年，完全有能力和资源做改变、过上自己想要的生活。我邀请杰夫抱着好奇心去探索这个"怪罪父母"部分——为什么这部分要这么做？如果不责备父母，这个部分觉得会发生什么？

杰夫意识到：怪罪父母让他不需要真正做改变，不用面对自己。而一旦不怪罪父母，杰夫会感受到强烈的恐惧。因为，这代表他要为自己的人生负责，要面对未知和改变。"我不知道该怎么做。如果照自己的意愿，到时候失败、后悔了呢？如果我做得不够好呢？"这些恐惧让杰夫非常焦虑。

的确，为自己的人生负责是一件很不容易的事情，责怪父母就比较简单了。但是，当我们不断责怪别人时，就是把自己的力量和主控权全部交给了别人。当然，杰夫做出改变后，也需要面对父母的回应。父母可能不会支持，可能会情绪勒索。杰夫开始为自己的人生负责，也代表着他要面对与处理周遭人的反应。

许多人会认为，疗愈原生家庭问题就是要原谅父母。我觉得"原谅"是一个很沉重的词汇，毕竟对很多人来说，父母的确造成了很大的伤害。教原生家庭这门课时，我都会跟学生说，这门课的目的不是要你"原谅"父母，而是去"理解"和"看见"父母怎么了。

以内在家庭系统疗法的观点来说，许多父母伤害孩子的行为，来自父母们激烈的保卫者——这些保卫者把孩子当成情绪伴侣，把自己无法处理的愤怒与不满发泄在孩子身上，把孩子当作奖杯换得大众赞赏，把孩子当成拯救婚姻的工具、娱乐消遣的工具、满足性的工具，另外，保卫者让父母麻痹自己的情绪，无法接纳情绪，鄙视脆弱面……保卫者会做出这些行为，也是为了让父母不用去面对他们内在的受创孩子。

当父母无法面对自己的内在伤痛时，保卫者就可能做出伤害下一代的行为。我们可以在理解父母行为的同时，看见他们对我们造成的伤害，给予伤害足够的空间做疗愈，这些都可以同时存在。

在读这本书的你，也可能有个部分想怪罪父母，对父母充满愤怒，觉得他们毁了你的人生。而我想对这个部分说：你的感受和情绪都是正常的。我也想邀请这个部分，如果他愿意的话，能不能到旁边稍微休息，给你空间去观看：你的父母怎么了？

父母就跟我们一样，也有内在部分——他们也有管理员、救火员、被放逐的受创孩子。而我们看得到他们的内在部分吗？

许多伤害孩子的行为，都来自父母的保卫者

在原生家庭这门课中，我的学生们开始慢慢看见父母的内在部分。

一位学生写道，从小她就被妈妈严格管控饮食和身材，她感到愤怒与不解。她很喜欢跳舞，但妈妈却很讨厌她跳舞。一次舞蹈表演中，她看到台下的妈妈露出厌恶的眼神。这位学生已经三十多岁，内心仍有一个被冻结在过去的小女孩，觉得自己很丑，身材很不好，很自卑。

后来她发现，原来妈妈的内心也有一位非常自卑的受创小孩——那位小女孩觉得自己很丑，对身体感到羞愧。因为没有机会处理内心问题，妈妈有了一个激烈的保卫者，常常羞辱女儿，不断嫌女儿太胖，不让女儿去跳舞。妈妈无法面对，原来一个人可以在舞蹈中自信且自在地展现身体。

另一位学生了解到，家族中的女性都有个"控制狂"管理员，这些管理员承担一切照顾人的工作，并且要求所有事情都照她们的方式进行，她的祖母、母亲、姨妈们都是这样。然后，一点都不意外的，她自己也有一个"控制狂"部分，让她常常和伴侣吵架，因为伴侣觉得她控制欲太强。

还有一位学生观察到，他的家族成员都有一个羞愧自卑的内在受创孩子，生活在偏远区域。他住的社区里，没有人念大学，生活贫困。当他离家就读大学时，家人都不理解他为什么想读大学，认为他背叛了家族。

为了不碰触内在的自卑感，他看到家族中出现强烈的保卫者，就

是种族歧视、白人至上主义，家人常常做出种族歧视行为并说出贬低侮辱的话。这位学生念大学时，总觉得自己不如人，不够聪明，而他展现的保卫者行为就是让自己强悍、阳刚，不展现任何脆弱面。

当学生们用内在家庭系统理论检视自己的家庭时，他们突然能够清晰地看见，许多父母伤害他们的行为，来自父母的保卫者，这些保卫者在保护父母不去碰触内在的伤痛。

了解父母的保卫者，并不是要合理化父母对你的伤害行为，你的父母对你造成的伤害都是真实痛苦的。

这也不是要追责，因为这不能单单归咎于是谁的错。你的父母会有这些受创的孩子，使得保卫者需要靠激烈行为掌控，也是因为自己成长过程中被上一代对待的方式；而上一代的祖父母会有这些保卫者，也来自他们的成长经验。

所以，这不是谁的错，而是个令人悲伤的事情。我们的父母、祖父母和祖先们没有机会去疗愈自己的伤痛，所以才把这些创伤一代又一代传递下来。

终止家族的集体创伤，从这刻开始

研究"集体创伤"（Collective Trauma）治疗的托马斯·赫布博士（Dr. Thomas Hübl）认为，当我们无法有意识地看见"过去"时，你的"未来"就会复制过去。所以，你的未来其实是"已知的"，因为未来就是你的过去——那些比你早来到这个地球上的人、在你出生之前出现的人，决定了你的未来。

如果我们不敢碰触内在的伤痛，就注定会把这些伤痛传给下一代。同样的模式会不断复制，直到家族中有一个人有勇气停下来，回过头，看见家族中的创伤，才有可能开始出现改变。

在课堂上，我会带着学生做一个小活动：我请他们想象父母的内在受创孩子就站在眼前，他们有机会跟父母的内在孩子说说话。

许多学生的父母至今还是被保卫者掌控着——常常攻击羞辱人、麻痹情绪、情绪失控、持续把孩子当作情绪伴侣，等等。也就是说，他们的父母还没有机会疗愈，他们内在的被放逐孩子依旧被冻结在过去，觉得自己没人爱，也不值得被爱。

所以，我请学生们去表达同理与爱给这些父母们的内在受创孩子，去跟他们说：你们值得被爱。你们是有价值的。

或许对于父母的内在孩子来说，这还是第一次有大人温柔地跟他们说话。

想想看，我们的父母、祖父母根本没有现在我们所拥有的资源和知识。我现在在课堂中教授的东西，我的父母或祖父母们根本没有机会学习到。他们在有限的资源中，尽最大的努力存活，让我们诞生、长大，让我们拥有更多资源和机会，去探索、去疗愈，让家族创伤能在我们这一代停止。

想到这里，我对我的父母、祖父母和更早的祖先们充满感激，我也想对我父母的内在孩子说：我爱你们，你们很有价值，你们是被爱的。

而我希望每一个人——在读这本书的你以及你的祖先与后代——

都有机会可以疗愈。

最好的教养书，就是你自己的内在世界

如果你是一位父母，阅读这本书时可能会发现自己曾经做出伤害孩子的行为。

如果你观察到自己伤害过别人，那么恭喜你，你是一个正常人。虽然我们不希望伤害别人，但身为一个人，表示我们都会犯错，都可能会伤害人，也会被伤害。

美国已故黑人作家玛雅·安吉罗（Maya Angelou）说："我们越了解，就能做得越好。"过去，我们可能没有觉察到自己正被保卫者掌控，而现在，多了这份觉察和理解，我们可以一起思考：我有哪些保卫者？他们为什么要保护我？他们的行为又对下一代造成什么影响？

如果你成长过程中被教导脆弱是不好的，你可能就有个保卫者非常鄙视脆弱面。所以当孩子哭了，或者在学校被欺负、霸凌，或者生病不舒服时，你可能就会带着厌烦、鄙视、生气的态度，告诉孩子："不要再哭了！""你就是这么软弱才会被欺负！"

如果你在成长过程中常常因犯错被羞辱，你可能会有个保卫者不断追求完美。于是，这个保卫者控制孩子照你所铺的路走，要求孩子成绩优异，常常拿他的成绩跟别人做比较，要求孩子考上名校，从事某些职业……孩子的完美表现带给你优越感和众人的钦羡，而你的"追求完美"保卫者需要这些优越感，让你不用去感受自己内在带着羞愧的孩子。

这些保卫者对下一代做了什么事情？

这些保卫者让你的孩子受伤，让他们觉得不被爱、不被理解，认为自己不够好，充满羞愧……你的孩子内心也产生类似的被放逐者和保卫者，于是，同样的模式就这样一代又一代传递下去。这一切也都来得及改变，你可以练习自我领导，用自我状态去和孩子重新修复关系，为过去的行为道歉。

我觉得最好的教养书，就是好好研读"自己"这本书——了解你自己的内心世界，了解你继承了哪些从先辈传递下来的伤痛和信念，并且只要花时间处理这些伤痛，就能停止传递家庭创伤。

我秋季学期教原生家庭这门课时，期末会遇到美国的感恩节假期，我邀请学生回家与家人团聚，仔细观察自己的内在部分并做记录。

一位学生分享了她的家族团圆观察。爸爸依旧对她冷嘲热讽地讲话，过去听到这些话时，她的救火员就会冲出来和爸爸起冲突。

但这一次面对父亲时，她看到的是爸爸的保卫者和一位内心受创的小男孩。父亲相同的行为，这次却没有激起她太多反应，她轻柔地跟父亲说："我知道你现在很生气，所以说出这些伤害人的话语。但我没有必要承受这些羞辱人的话，所以我现在会先离开，等你情绪平稳，能够好好说话时，我们再来谈。"

我们可以理解父母有他们的保卫者和受创孩子，但"理解"不代表要让自己持续承受伤害。虽然我们无法控制别人的行为，但可以掌控自己——我们可以练习从自我状态来和家人互动，可以给予父母信息，邀请展开对话，鼓励他们探索疗愈。但我们无法替家人复原，也无法强迫他们疗愈。若需要时，也要界定出清楚的界线。

许多人在逢年过节家庭聚会时，会对父母或亲戚的行为感到困扰，譬如亲戚爱比较、喜欢说别人的闲言碎语、控制你该怎么做、评价你的人生，等等。

学习内在家庭系统疗法后，我了解这些是保卫者在保护内心创伤，而我真心期望每个人都有机会疗愈自己。

如果把整个家族看成一个系统，你的父母或亲戚的行为就显现了这个系统需要强大的保卫者，来赶走或隐藏系统中的某些脆弱面。而我好奇，这个家族系统中的保卫者们在保护什么？家族中是不是有哪些秘密、脆弱面、创伤或哀伤从来不曾被谈论或处理过？

在教原生家庭这门课时，我会请学生阅读美国家庭治疗师莫妮卡·麦戈德里克博士（Dr. Monica McGoldrick）的著作《你可以再次回家》（*You Can Go Home Again*），我也不断思考着这本书的书名：可以再次回家是什么意思？

或许，再次回家，是指能够回到熟悉的地方，然后用完全不一样的眼光看待这一切。

15 亲密关系，是我们能够展现所有的自己

> 好的亲密关系是双方都能处在自我领导状态——彼此是两个独立的个体，而我们在一起不是因为我需要乞求爱，而是因为我喜欢和你相处，所以选择让你进入到我的生命中。

"我觉得自己很有问题，我每天都花很多时间查看男友的社交网站——谁给他点赞？他给谁点赞？我会开始看那些人的账号，如果是女生，我就会开始检视：她比我优秀吗？她比我漂亮吗？然后我会觉得男友一定和这个人有暧昧关系，我就会开始生闷气。"三十岁的苏菲，外表靓丽，工作也非常顺利。朋友常常羡慕她人生很完美，恋情很甜蜜。

而苏菲来到咨询室，正是因为在感情中充满焦虑和不安全感。

"我常常吃醋、忌妒，会不断追查男友有没有跟前女友联系，还一直觉得他想跟前女友复合。"苏菲继续说，"我都不敢跟朋友说，其实我会偷偷看他的手机。"

咨询中，我带着苏菲去觉察和辨识她的内在部分，她称那个不断

查看男友社交网站的部分为"侦探"。而苏菲有另一个"成熟大人"部分对于"侦探"充满羞愧，她说："这个'成熟大人'部分说，你都是成年人了，还有个硕士学位，怎么做这么幼稚的事情！"

我请苏菲问问看"成熟大人"部分愿不愿先到旁边休息，让我们有空间好好理解为什么"侦探"部分要这么做。接着我请苏菲闭上眼睛去认识这个"侦探"部分，我说："问问看'侦探'部分，她为什么要这么做？如果不做这些行为，她担心会发生什么事情？"

过一会儿，苏菲缓缓地说："'侦探'说，她要找出任何男友可能会劈腿的证据，这样哪天如果真的发生时，我才不会措手不及。"

苏菲了解到，原来这个"侦探"部分不断查看男友的社交网站，是为了给她"做演练"。这样，当男友真的劈腿时，苏菲才会"准备好"。苏菲也意识到，这个"侦探"部分在她过往恋情中也都出现过，会不断帮助她找男友会离开她的证据。因为苏菲内心有位孩子认为："不会有人真的爱我，每个人都会离开我。"

因为这个受创孩子很怕被抛弃，苏菲有好几位保卫者确保她在恋情中不会被抛弃："完美女友"部分让她变成男友心中想要的样子；"照顾人"部分常常牺牲自己，替男友做所有事情。但不管付出多少，苏菲还是充满不安，所以"侦探"部分常常出现，寻找蛛丝马迹，替苏菲演练最坏的情境。

这是许多人在亲密关系中的样貌——我们内心的受创孩子觉得不被爱，所以不断从亲密关系中乞讨爱。因为害怕被伴侣抛弃，我们的保卫者纷纷跳出来：讨好、牺牲、奉献、照顾人、委屈自己、成为别人想要的样子……

为什么我们在应该亲密的关系中，需要隐藏自己、假装成其他样子？

你的内心，有个神奇厨房

墨西哥裔作家堂·米格尔·路易兹（Don Miguel Ruiz）在其著作《相信爱，用心爱》（*The Mastery of Love*）中提到了"神奇厨房"（Magical Kitchen）这个比喻。他说，想象你有一个神奇厨房，厨房里有源源不绝的食物。这时有人跟你说"如果你变成我想要的样子，我就给你食物"，你不会答应对方，因为你不但拥有足够的食物，还能大方地跟别人分享你的食物。

路易兹说，我们每个人的内心就像这个神奇厨房，拥有源源不绝的爱，让我们有足够的爱给自己、伴侣、亲友以及这个世界。

现在，我们用内在家庭系统的角度来看这个神奇厨房的比喻。

情境一

想象你家有一个神奇厨房，让你有源源不绝的健康食物喂养你的孩子们。你的孩子们都很开心，他们知道不需要争抢食物，因为你能给予他们足够的食物。你不会用"不准吃东西"来惩罚他们，也不会用食物来羞辱他们。你相信每位孩子都有吃饱的权利。

某天有个人来敲门跟你说："如果你变成我要的样子，愿意照顾我，我就会给你的孩子很多比萨和糖果！"你不会答应，因为你有足够多的健康食物，能喂饱自己和孩子们。

之后，有另一个人出现了，这个人自己家里也有一个神奇厨房，也有源源不绝的食物喂饱他和自己的孩子。他很喜欢你做的饭，你们享受一起烹饪的时光，谁都不用担心食物不够，也不需要跟对方乞讨食物。

以上是第一种情境。现在，请你想象第二种情境。

情境二

你有一个完全不同的家，非常贫困，只有一点点食物，你的孩子们常常饿肚子。其中最小的女儿因为很饿，每天都在哭。你受不了她的哭声，所以把她关在地下室，但每天还是会听见哭泣声，你很不舒服。因为饥饿，孩子们开始对你失去信任，几位年纪较大的孩子变得控制欲很强，不断催促你抓紧工作，或者找到一个可以喂饱他们的人。这些孩子成为亲职化小孩，开始承担大人的责任，他们会在家翻箱倒柜找食物，去地下室安抚妹妹。

有一天，那位带着比萨和糖果的人出现了，你的孩子们对终于有食物吃感到欣喜若狂。他们崇拜那位带食物来的人，愿意做任何事情让他开心，你也因为终于不用每天听到小女儿在地下室哭而感到开心并松了一口气。

这个人住进你的家里后，开始常常羞辱你，要你照他的规定行事，用不给小孩食物来控制你。

虽然他的比萨一点都不健康，也不好吃，但是你的孩子们对于要回到饥饿的生活感到非常恐惧，所以就算这段关系多么糟糕，你还是不敢离开。

这是施瓦茨博士在其著作《你就是你一直在等的人》（*You Are The One You've Been Waiting For*）中写的比喻故事，听完后你想到什么呢？

请你把这个故事中的"食物"换成"爱"，把"孩子"换成"内在部分"，这就是我们许多人在亲密关系中遇到的事情——我们大部分的人，就像是第二种家庭状况，因为你的内在孩子觉得不被爱，所以向其他人乞讨爱，并且害怕被抛弃，以至于让你在关系中失去自我。

回到个案苏菲身上，苏菲的内在孩子觉得不被爱，所以当男友出现时，苏菲的内在部分欣喜若狂："终于有人爱我们了！"不管感情质量如何，苏菲的内在孩子们很害怕回到过去没有爱的日子，所以她们努力当个完美女友，牺牲自己照顾对方，确保自己不会被抛弃。

有多少人的亲密关系，是建立在这样的恐惧和不安全感之上？

爱自己，是能爱内心所有部分

著名婚姻与家庭治疗师埃丝特·佩瑞尔（Esther Perel）说："感情的满意度，来自你是否爱自己、接纳自己。"在学习内在家庭系统疗法后，我终于理解这是什么意思。

过去我总觉得"爱自己"是很抽象的词。近年来，"爱自己"更是被商业化，社会大众告诉你"爱自己"就是要买东西、要做医美整形、要瘦身节食、要去度假……当然，这些没有什么不好，但若这些行为是保卫者用来逃避面对内心亟待处理的问题的方式，那么不管做多少，你内心的受创孩子依旧会觉得自己不够好。

如同苏菲，不论她的保卫者做多少事，让自己看起来多完美，她内心的受创孩子依旧觉得自己不被爱。我在咨询中要帮助苏菲进入自我状态，带着她去认识、理解以及爱她的内在部分。

爱自己，就是指能够爱你内在的所有部分。

我想到另一位男性个案丹。今年四十多岁的丹，常常和伴侣吵架，他的妻子觉得丹完全不理解她，也不会表达自己的感受。处理伴侣关系问题时，我常常会带着个案进行反思：和伴侣互动时，你的哪些内在部分被触发了？

丹观察到，当妻子问"你今天工作还好吗？"时，会觉得自己在被指责，认为妻子在质疑他的工作能力。所以他就会充满防卫地冷淡回复，然后进到房间看电视不说话。

"如果你愿意的话，让自己回到妻子讲那句话的当下，然后觉察你的身体。那个当下，你观察到什么？"我问。

"胸口很沉重，然后很快感受到脸颊发烫，像是有股能量想要冲出来。"丹说。

"试着跟这个感受待在一起，如果让这个感受带着你回到过去，有什么画面、文字或想法冒出来吗？"我问。

丹发现这个胸口沉重感来自一位七岁的小男孩。在丹成长过程中，母亲对他非常严厉，时常羞辱他，这位七岁的小男孩背负着沉重的信念，觉得"我就是很糟糕，什么都做不好"。

而脸颊发烫、有股能量要冲出来的感觉，丹也很熟悉。青少年时期，丹对于母亲的批评有许多愤怒，但当时母亲因父亲外遇而悲伤，所以丹不敢对母亲表达任何愤怒。每当愤怒要冲出来时，"逃避"部分就会出现，让丹转身沉浸于游戏世界，好把愤怒压下去。

"听起来，你内在那位小男孩被冻结在七岁，总是觉得自己不够好。他无法区别'现在'和'过去'，会把你伴侣说的话当作是妈妈的批评。你的'愤怒'部分也被冻结在青少年阶段，仍旧觉得不可以表达愤怒情绪。于是每当感到愤怒时，'逃避'部分就会出现，让你开始看电视、打游戏。"

丹的内在部分被冻结在过去，持续用过去的信念和模式来面对现在的亲密关系。这些内在部分不知道丹现在四十多岁了，已经有能力处理情绪，还有一位很愿意聆听他、想要跟他有情绪联结的伴侣。

虽然苏菲和丹都因为伴侣问题来到咨询室，但他们真正要处理的，是他们内心被冻结在过去的保卫者和被放逐孩子。苏菲和丹都需要练习进入自我状态，成为内在系统的领导者，去好好爱内心的孩子们。

在亲密关系中，练习自我领导

我们每一个人都可以成为自己内在孩子们的"主要照顾者"——让你的内在孩子们知道你爱他们，更不会抛弃他们。当内在孩子们不怕被抛弃时，你才能够在亲密关系中自在做自己，爱别人；若遇到不适合的关系，也可以自由决定离开。经历分手、离婚、遭到伴侣劈腿或外遇时，内在孩子们当然会难过，但是他们知道有你在，你会好好爱他们，他们并不孤单，更不会被抛弃。

亲密关系是我们能够在关系中展现所有的自己：光鲜亮丽的部分、黑暗的部分、内心脆弱的部分……你愿意分享真实的自己，你的伴侣就能好好陪伴与倾听。

诚然，你的伴侣可以爱你的内在孩子，但是你才是内在孩子的主要照顾者。

如果我们在亲密关系中处于自我领导状态，就能自在地沟通，告诉伴侣内心的想法。譬如丹可以跟妻子说："当你说出那句话时，我内心那位七岁的小男孩觉得受到了批评，然后我的愤怒就会跳出来，接着会逃避去看电视。"而妻子也能跟丹分享她的内在感受：一整天没见到丹，妻子想要有情绪联结，所以关心丹的工作，而丹的冷淡回应则触发了妻子内心一位觉得不被爱的小女孩。

许多人会向外寻找解决感情困难的方法，比如询问爱情专家、仰赖星座或算命……当然，听听不同观点没有什么坏处。但如果我们太依赖这些建议，就是把你的内在力量交给别人，让你失去认识自己和别人的机会。

或许，要解决感情问题，需要我们每个人往内心走，去了解、去爱内在的孩子们，让自我成为内心世界的领导者。

我现在理解了，好的亲密关系是双方都能处在自我领导状态——我们是两个独立的个体，没有谁需要谁，谁使谁完整。我跟你在一起不是因为我需要你，不是因为我需要乞求爱，而是因为我喜欢和你相处，所以我选择让你进入到我的生命中。可以有这样平等的伴侣关系，是一件多美好的事情。

这样的亲密关系，是基于爱与尊重，不是基于恐惧或乞求。

我们每个人内心都有一个神奇厨房，那里有源源不绝的爱。

16 在职场与人际关系中，展现自我领导

练习处在自我状态，然后让自我来回应他人，而不是让保卫者或受创孩子来回应。尽管无法控制别人会如何回应你，但你可以决定自己要如何对待人。

著名婚姻与家庭治疗师埃丝特·佩瑞尔曾说："我们每个人都有两份履历，一份是正式写在纸上的履历，另一份是隐形的，是我们的人际关系履历。"

如果以内在家庭系统的角度来看，我们的人际关系履历就是自己的内在部分——你的管理员、救火员、被放逐的孩子们，他们都会跟着你进入职场，跟着你工作，跟着你和同事与朋友们相处。

二十六岁的班森因为工作压力大来到咨询室。在销售领域工作一年多，班森从本来对工作充满热情与精力，但现在时常觉得无助、疲倦，身体也经常不舒服，常常胃痛、胸闷与失眠。

"我的工作要负责管理许多方案，每天都要跟许多人沟通。我以前觉得这个工作充满挑战，我能学到许多东西。直到几个月前来了一位

新主管，我的工作状态就开始改变了。这位新主管让我很焦虑，很紧张，他常常用拐弯抹角的方式跟我沟通，他的电子邮件总是让我觉得被指责，好像我做错了，但又不知道哪里需要改进。我每天都很恐惧，怕自己做得更糟糕。"班森说。

我邀请班森让自己回到收到主管电子邮件的那些时刻，去观察身体出现的感受。班森闭上眼睛，缓缓地说："我感觉到胸口非常沉重，心跳很快，头有一点晕眩，然后身体是漂浮的。情绪上，我感觉到非常烦躁、很无助。"

"如果你愿意的话，邀请你闭着眼睛，让这些身体感受带着你回到过去，有什么画面或文字冒出来吗？"我说。

班森闭上眼睛，过了一会儿说："冒出来的画面是我初中时，在学校的厕所里，想着：我完蛋了！"

当保卫者学习到：不能信任任何人

班森从小就知道：我的性取向是一个秘密，不可以让人知道！在一个保守、信仰虔诚的家庭中长大，班森感觉到父母并不会接纳他，而且也会常常说出批评与歧视的话语。

从小，班森就知道他需要好好隐藏真实的自己，不可以让父母或周围的人知道自己真正是谁。初中时，班森有一位非常要好的朋友，班森非常信任这位朋友，于是向他透露了心中的秘密——没想到，这位朋友转头居然就去和其他几个同学说，然后其中几个同学便开始在学校散播消息。

"我得知消息的那一刻，马上冲到厕所里关起门，身体开始发抖。那个当下，我想着：我完蛋了，全校都知道了，我爸妈也会知道。我充满羞愧，不知道该怎么办。我觉得都是自己的错，我应该藏好秘密的。"班森说。

"对于一位十三岁的男孩来说，这真的是很痛苦的事件。你被最要好的朋友背叛，迫使你把真实的自己赤裸地暴露在大家面前，还受到评价与排挤。然后，面对这么痛苦的事情，这位男孩却没有任何人可以依靠。你对这位男孩有什么感觉？"

"我觉得非常心疼，这对他来说真的是非常大的背叛。就是那天他学习到，他再也不会信任任何一个人。"班森说。

保卫者的工作，比我们想的更沉重

这位受了伤的男孩被冻结在十三岁，而为了保护班森，他的其他内在部分开始担当起保卫者的工作。在咨询中，我有机会带着班森去探索与倾听他内心珍贵的保卫者。

第一位是"筑墙"管理员部分。班森有个"筑墙"部分告诉他："要和人保持距离，不要太亲近，不要展现任何真实的你！""筑墙"部分在班森的心周围筑起厚厚的墙，把他的心关起来，让他和所有人保持表面的关系，没有任何真挚深厚的联结，也不要分享任何内心的真实想法。

不管是跟同事或是朋友圈，班森看似可以跟大家打成一片，经常聚会，但他内心常常觉得很孤单，感觉没有人真正理解自己。

咨询中，班森花时间认识"筑墙"部分后，理解到"筑墙"部分帮他把心关起来，是为了保护他。因为，把心关起来后，没有任何联结，就不用去感受被背叛时的痛苦。

第二位则是"完美主义"管理员部分，要求把所有事情都做到完美。这个"完美主义"部分常常在脑中对他大吼："你要把每一件事情都做完美，让人无可挑剔，不可以犯任何错误！"这个"完美主义"部分让班森在大学时期参与许多社团活动，接下领导职位，参与实习，以优异的成绩毕业，进入令人称羡的公司工作。

工作中，都是这位"完美主义"管理员部分在主导。这个部分让他牺牲休息时间与假期，全心专注工作，好在工作中尽快升迁。

认识"完美主义"部分后，班森也理解"完美主义"部分让他把每件事情做到完美，是为了得到赞赏与钦羡，让他感受到自己是重要的、有价值的。把事情做到完美，也能让他不会被别人指责羞辱。

第三位是"讨好人"管理员部分。"讨好人"部分告诉他：你的需求不重要，你要牺牲自己的需求，去满足别人，不可以让别人不开心。在与同事或朋友的互动中，"讨好人"部分经常占据主导，让班森不表达自己的意见或渴望，总是顺着别人的期望。"讨好人"部分也常在工作中出现，让自己加班帮同事完成工作，有几个同事也常借此占便宜，刻意把事情丢给他。

这样的人际关系状态让班森觉得自己被利用，心中的他开始出现不满与愤怒。然后"压抑情绪"管理员部分就会出现，告诉他：有任何情绪都是不好的，愤怒很糟糕，悲伤很糟糕。你有情绪就是有问题，不可以生气！

咨询中，班森理解到"讨好人"部分这么做是为了帮助他得到大家的喜欢，让他觉得不会被抛弃。而"压抑情绪"部分更是要帮助他平安度过每一天，因为班森的父母无法接纳或表达情绪，常常指责或嘲讽他"太情绪化"了。于是"压抑情绪"管理员部分出现了，告诉班森有情绪就是不好的，确保班森不展现任何情绪。

每当压抑的情绪在内心累积太久，或是班森感觉到羞愧或被拒绝时，他的救火员部分就会冲出来灭火——"解离"部分会带着班森离开自己的身体，让他不用去感受；"喝醉酒"部分会借由喝酒让班森麻痹情绪；"想自杀"部分声音会越来越大，告诉班森：你应该消失在这个世界！

同样地，在咨询中，班森也有机会去认识这些宝贵的救火员。他理解到，不管是"解离""喝醉酒"或"想自杀"，这些部分的目的都是帮助班森不用去感受痛苦。

保卫者与被放逐的孩子，都需要你的爱

内在家庭系统疗法治疗并不是要赶走个案的内在部分或是强迫他们做出改变，我们的每一个内在部分都想帮助我们，班森的"筑墙""完美主义""讨好人""压抑情绪""解离""喝醉酒""想自杀"……这些部分都没有问题，他们的行为都是想帮助班森。

很多时候这些保卫者也被冻结在过去，不知道班森已经成年，现在有许多资源和支持，也有一个很爱他的伴侣。内在家庭系统疗法治

疗要做的，是让班森进入自我状态，去倾听、了解每一个部分，并去重新爱这些一直以来努力工作的保卫者。

对我来说，看到个案进入自我状态，是咨询中最美丽的画面。我印象非常深刻地记得班森眼睛发亮，缓缓地说出："我以前很讨厌这些行为，认为他们是我内心的恶魔、内心的黑暗怪兽。但原来，他们不是恶魔，他们只是想帮助我。"我看见从班森内心散发出来的理解、慈悲与怜悯。我知道，班森可以好好重新爱他的保卫者们。

因为做内在家庭系统疗法治疗，我有机会去看见许多个案的内心世界，以及住在他们心中宝贵的内在部分，我对于每一位保卫者都充满敬畏与尊敬——在我们年幼、没有太多资源时，这些保卫者竟然可以发展出这么多方法帮助我们存活、继续过生活，这是多么令人赞叹的事情。

这些保卫者都是想让我们不再感受内心痛苦。班森的咨询中，我们也有机会去探索他内心受创的孩子。除了那位被背叛的十三岁男孩，他内心还有其他年纪更小的孩子们——这些孩子背负着被抛弃的恐惧，认为"我是个负担、不会有人爱我、我不够好"，并内化周遭的人和社会对他的歧视与偏见，他认为自己有问题，且充满羞愧。

这些被放逐的孩子们，也需要班森的爱，知道他们不再孤单。不管发生什么事情，班森都会在这里陪着他们。

用自我面对人际关系

当班森能够重新去爱内在部分时，他就能开始练习用自我领导状态去和主管、同事或朋友相处。也就是说，班森的保卫者或被放逐的孩子还是会出现，但是现在班森是坐在驾驶座的人。

当班森的"讨好人"部分想要帮同事分担工作时，他能够觉察到，然后跟"讨好人"部分对话，让"讨好人"部分知道他现在是成人了，有能力设定界限和处理别人的回应。每次他收到主管的指责邮件，触发那位被冻结在十三岁的男孩时，班森也能温柔地陪伴那位男孩，告诉那位男孩他不孤单。

每当"筑墙"部分开始把心关起来，班森能够观察到，然后让"筑墙"部分了解，他现在能够区分出哪些人需要保持距离，哪些人可以建立联结。班森也开始练习爱自己的救火员，带着慈悲之心倾听与拥抱"解离""喝醉酒"和"想自杀"部分。

班森的每一个内在部分都充满智慧，他们会做出这些行为，是想要保护班森。这些珍贵的管理员、救火员、被放逐的孩子都不该被赶走，他们不是敌人，而是班森最忠诚的朋友，他们应该被好好拥抱、倾听与理解。

不管是面对同事、朋友、家人、伴侣……人际关系都是个复杂的问题，因为我有自己的内在部分，别人也有他的内在部分。当我和另一个人相处时，不只是两个人在互动，而是有一群内在部分在互动——我们彼此的管理员、救火员、被放逐的孩子都可能被触发，坐上驾驶座，掌控我们的行为来回应对方。

当我用内在家庭系统疗法的角度去看待每个人的行为时，我开始看见每个人行为背后的保卫者。

班森的主管写邮件拐弯抹角指责人，而不是直接和班森对话，这样的行为来自主管的保卫者；班森的同事刻意占他便宜，把事情丢给他，这样的行为来自同事的保卫者；班森的父母也有激烈的保卫者，对别人充满排斥与歧视。我猜想，这些保卫者会这样做，目的都是保护每个人各自内心受创的脆弱孩子。

即便理解这些来自保卫者的行为，也不代表就要继续容忍别人给予的伤害。当班森能够进入到自我领导状态时，他的自我就能够采取行动做出回应，不论是对主管、同事或父母，班森可以沟通、设定界限、改变旧有行为模式。

当然，我们无法控制别人会如何回应，很有可能班森设定界限后，会受到主管、同事或父母的保卫者更激烈的反弹与攻击。他要做的，就是持续练习进入自我状态，去关爱被触发的内在部分，然后由自我状态来回应别人。

这是我学习内在家庭系统疗法后最大的改变：练习处在自我状态，然后让自我来回应他人，而不是让保卫者或受创的孩子来回应。尽管无法控制别人会如何回应你，但你可以决定自己要如何对待人。就算对面这个人被激烈的救火员掌控，做出我不认同的行为，我也能够处在自我状态，怀抱关怀、好奇与同理，然后回应。

促进社会正义，也是疗愈

身为咨询师，我也理解，许多个案的问题来源于更大的社会问题。班森身为同性恋者没有问题，但传统社会对同性恋者的歧视与偏见，以及标准的社会结构让班森经历痛苦，内化了来自社会的歧视与偏见。

我相信，疗愈不只是发生在咨询室中，也发生在社会中。

帮助班森疗愈非常重要。除了每个人的复原外，我们也需要处理更大的社会问题——让社会更公平、公正以及尊重多元。

社会正义的倡议是咨询师重要的工作内容之一，因为社会中的歧视，像是种族歧视，这些问题都在影响我们的身心健康。

我也在持续学习这些问题，练习用自我领导状态来促进社会正义。班森结束咨询后，过了一段时间，我收到他寄来的信，信中他写道：

> 我的每个内在部分都还在这里——筑墙、完美主义、讨好人、压抑情绪、解离、灌醉、想自杀、被放逐的孩子……他们依旧都在。现在的差别是，他们都坐在这里，而我可以看着他们的眼睛，对他们微笑，温柔地告诉他们："有我在，我在这里！"

读到班森的信时，我脑中浮现出班森和他的内在部分围坐一圈，互相凝视、微笑，每个内在部分都有各自重要的位置，每个部分都被好好倾听与理解。这是多么美丽的画面。

⑰ 你从祖先身上，继承了哪些重担？

> 有哪些我们现在背负的信念、被称作"传统"或"文化"的事物，是源于过去的人在当时经历的创伤和痛苦？我们真的要继续把这些东西称作文化，然后传承下去吗？

　　三十六岁的希拉是一位全职妈妈，有三个年幼的孩子和一个亲友们称羡的美满生活。希拉来到咨询室，是因为她觉得现在的生活很疲倦。六年多来希拉全职在家照顾孩子，她很开心能陪伴孩子成长，但也渐渐开始不知道自己是谁，和伴侣的关系也越来越疏远。她有一种内心被掏空、很空虚的感觉。

　　希拉有个很强烈的管理员部分，时时刻刻跟她说："你要和你妈妈一样，当个完美母亲！"这个"完美妈妈"部分常常让希拉感到内疚。譬如花时间来做心理咨询，就会让希拉觉得自己很自私。

　　"我妈妈也是全职妈妈，她完全没有自己的生活，所有时间都放在孩子身上。我总觉得要跟她一样，才算是好母亲。"希拉继续说，"但是现在的生活让我感到好空虚。我不知道自己是谁，和有工作的朋友聊天时，会觉得我们生活在两个完全不同的世界，我也很羡慕他们可以工作。每当我想找工作时，这个'完美妈妈'部分就会跳出来指责：去工作就不能陪在孩子身边，你这样很自私！"

"听起来，'完美妈妈'部分认为你要跟你妈妈一样才对，可以理解她为什么会这样想。请你问问看'完美妈妈'部分愿不愿意到旁边稍微休息，让我们有空间去探索其他部分呢？"我问。

希拉闭上眼睛，我感受到她的身体姿态变得僵硬。"你现在观察到什么？"我问。希拉用手摸着喉咙："我突然感觉到有个东西卡在喉咙里，很紧绷，让我无法呼吸。"

"你愿意跟这个卡在喉咙的感受待在一起一下吗？"我邀请希拉和这个感受共处，不需要去做改变："这个部分有没有想说些什么，或者有没有冒出什么画面或文字呢？"

"这个'喉咙卡住'部分说：不可以继续，不可以说妈妈的坏话！"希拉眼眶泛红地说。

我非常尊重个案的每一个保卫者。我告诉希拉，我很欢迎这个卡在喉咙的部分，我知道这个部分是在保护她，咨询过程中，我也不会强迫她说任何还没准备好说的事。

创伤如何在家族中传递

接下来的几次咨询会谈，我们有机会去认识这位"喉咙卡住"部分。希拉发现，这个部分在压抑内心深处的某些情绪，不断地跟她说："妈妈过去承受了很多创伤，也在婚姻中经历家暴，更何况她已经过世了，不可以说她的坏话！"

经过继续探索，希拉了解到，原来"喉咙卡住"部分努力压抑的，是埋藏在自己内心对母亲的愤怒。"这个'愤怒'部分对妈妈充满强烈的愤怒。在我的成长过程中，爸爸常常打我、羞辱我，而当爸爸伤害我时，妈妈什么都没有做。她完全没有阻止，没有说任何话。她冷眼观看，变得很冷漠。她完全没有保护我！"希拉说。

愤怒是非常重要、非常正常的情绪，我邀请希拉去对"愤怒"部分表达同理和理解，花一点时间和"愤怒"部分待在一起，仔细倾听"愤怒"部分还想分享些什么。

希拉闭上眼睛倾听"愤怒"，然后开始掉眼泪："'愤怒'很想对我妈妈大吼：你为什么不保护我？我这么小，这么惶恐害怕，你怎么可以什么事都不做？"希拉有个部分对妈妈感到愤怒是很正常的。但小女孩希拉无法对妈妈生气，因为有一位充满暴力的爸爸，妈妈是她唯一能依靠的人，所以这个"喉咙卡住"部分努力把希拉对母亲的愤怒压抑下去。

我猜想，希拉的妈妈也有她自己的创伤，所以在面对丈夫暴力对待希拉时，她冻结、麻木、解离了，让她无法回应希拉的需求。这就是创伤在家族世代传递的过程——希拉的父母各自有自己的创伤，而当他们无法处理自己的创伤时，就会被保卫者主导对下一代的教养。爸爸的保卫者是"暴力"，会对妻子与女儿暴力相待；妈妈的保卫者是"冻结""解离"，让她能够"冷眼旁观"希拉被伤害的事实。

希拉可以理解母亲来自创伤的行为，也同时给予自己的愤怒足够的舒展空间，我邀请希拉拿纸或笔记本书写，让她的"愤怒"部分可以尽情宣泄对母亲的愤怒，不需要顾虑语言用词，让"愤怒"部分表达任何她想说的话。写完后，希拉就可以把纸撕掉。我请希拉每天做这个练习，让她内心每个部分都能够表达情绪。我也常常这样做，让我的内在部分尽情写作抒发情绪，写完后，我就会把纸撕掉。

不管你的保卫者或被放逐的孩子有哪些情绪，他们拥有的任何情绪都是正常的。这些情绪需要的，是一个能够舒展和被接纳的空间。

来自祖先的继承重担

在希拉给"愤怒"部分空间抒发自己后，我请她再回去认识那位"完美妈妈"部分。

"听起来，这个部分背负着'我一定要当完美妈妈'的重担。你觉得这个信念有多少是属于自己的？有多少是来自你母亲、祖母或家族中更早的女性祖辈？"我问。

希拉想一想说："我觉得这个信念有20%属于我，有80%来自我妈妈、祖母和曾祖母。"

这本书前面有介绍，我们的内在部分背负着"重担"，这些重担可能是信念、情绪或想法，通常源自过去发生在我们身上的痛苦事件，譬如你小时候常常被羞辱，就可能有个内在孩子背着"我不重要"的信念重担。

而有些重担，是从我们的祖先传承下来的，称作"继承重担"。譬如希拉认为"当个妈妈必须完全牺牲自我"的信念，就是一个继承重担。这个信念虽然是从妈妈传给希拉的，但并不起源于妈妈，可能是由她的祖母、曾祖母或更早的祖先传承而来。

我记得第一次在内在家庭系统课程中听到"继承重担"这个词时，我意识到自己背负着许多继承重担。我的内在部分也背负着社会与文化加诸身上的信念重担：女性是辅助角色，是附属品，必须安静；不要占太多空间；不要有太多声音；存在是为了成全男性，不可能独立……这样的信念深深影响着过去的我，也差点让我在过往的亲密关系中完全失去自我。

学习了继承重担的概念后，我理解到：我身上背着的这些信念根本就不是我的，而是来自更早的、以前的人，来自社会文化。我非常乐意卸掉这些根本不属于自己的重担。在内在家庭系统治疗里，治疗师会带着个案帮助内在部分"卸除重担"——你可以把重担丢到火里，倒进海里，让风吹走或用其他你想做的方法处理掉它。我的内在部分则是搭起篝火，把这些关于"女性角色"的继承重担丢进熊熊烈火之中。

在咨询室中，我看到个案们身上背着沉重的继承重担——觉得性是肮脏羞耻的，女性不可以享受性；要坚强，不可以展现脆弱和情绪；应该结婚，没有婚姻就不完整；要依附另一半。男性应该阳刚，要有侵略性，还要事业有成。我们不会有钱，不会富有；抱持稀缺心态，资源永远都不够；这个社会很危险，不可以信任别人，别人会伤害我们；要一直工作，不可以休息；不可以放弃，弱者才会放弃……

我想邀请你花一点时间停下来检视：你呢？你背负着哪些继承重

担？若你愿意，可以拿出笔记本，写下你的内在部分背负的继承重担。

美国的社会，背负多少继承重担？

内在家庭系统疗法创办人施瓦茨博士在书中写到，美国社会有四种主要的继承重担，分别是种族歧视、父权主义、个人主义和物质主义。

在美国生活十年，我深刻感受到许多人背着这四种继承重担。因为无法面对和处理过去屠杀北美原住民、残暴蓄奴、种族歧视和其他累积了几百年的暴力与创伤，许多人的保卫者紧抓着白人至上主义、父权主义，关注个人成功，将失败归咎于个人问题，不断追求成就以及迷恋个人品牌、消费购物、财富、名气与地位。

作家布里吉德·舒尔特（Brigid Schulte）在其著作《压垮》（*Overwhelmed*）一书中写道，美国社会十分崇尚忙碌：员工自以为傲地说这礼拜工作了九十个小时，公司和社会鼓吹与赞赏这样的价值观。忙碌和过度工作变成一个人的地位象征，连孩子的生活也被安排满各种才艺课程与活动。每个人都像是在滚轮上不断奔跑的仓鼠，永远停不下来。

英文词汇"Striving"非常贴切地形容这样的状态。"Striving"是指不断持续地奋斗努力，达成一个目标后立刻追赶下一个目标，永不停止。就好像不断在为自己拼命"打造"一个美好的人生，但是你却从来没有真正地在这样的人生中"活着"。

有趣的是，舒尔特在书中写她到丹麦访视，发现那里的文化非常不同。在美国，过度工作会被大家赞赏，大众会认为你很认真努力。但是在丹麦，如果下班后还继续工作，大家会认为你工作没有效率，不然为什么下班后还要工作？

不仅仅是美国，大多数社会都崇尚忙碌与过度工作。我常常会在社交网站上看到朋友们说自己有多忙，似乎越忙碌就越重要、越有价值。有很长一段时间，我的"女超人"保卫者也崇尚忙碌与过度工作，让我不断做各种事情。我想起美国知名作家格伦农·多伊尔（Glennon Doyle）在她的书中写到的雪球装饰比喻：一个圆形的玻璃饰品，用手摇晃，里面的雪片就会开始飞舞。而当我们忙碌于工作，不断追求下一个目标、再下一个目标时，就像是不断摇晃这个雪球装饰，让雪片纷乱飞舞，这样，我们就不需要去看见中间到底有什么。

当我的"女超人"停下，不再忙碌时——在这些飞舞的雪片都沉淀下来后——我要面对的，是内心那些被放逐的孩子们。

我想着，这个社会如此崇尚忙碌，是不是因为我们都不敢停下来？我们害怕停下来后，要面对内心的什么？

你想传递给下一代什么信念

随着这几年对美国的继承重担与历史创伤的了解，我也不断思索：那我们呢？我们的社会中有哪些继承重担？我们背负着哪些前人传递下来的信念？

我们的文化重视升学，我想许多人都背负着"学历至上"这个继承重担，把学历与一个人的价值画上等号，用文凭和职业来评价一个人。我们可以帮助自己卸除这个重担——这个信念重担不是我们的，是来自很早以前的祖先和当时的社会的。我们可以练习去看见：不管学历、成就、职业、身材、外貌，每一个人都是同等地有价值，我们可以尊重与欣赏每一个人。每个人的存在就是价值。

我曾经在一场演讲中，请听众匿名填写他们背负着哪些"我应该……"的信念，大家写着：我应该成功、赚大钱；我应该变得很有名；我应该当个乖小孩、顺从父母；男性应该阳刚、不可以哭；我应该喜欢异性；女生应该赶快结婚、生小孩；女性应该安静、不可以有意见……

这些"我应该……"的信念，有多少是继承重担呢？有多少是属于你，多少是来自你的祖先？

美国知名创伤治疗师雷斯玛·曼纳肯（Resmaa Menakem）在其著作《奶奶的手》（*My Grandmother's Hands*）中写道："过去的创伤被传承下来，并且失去了脉络背景后，就变成了'文化'。"

我思考着：有哪些我们现在背负的信念、被称作"传统"或"文化"的事物，是源于过去的人在当时经历的创伤和痛苦？我们真的要继续把这些东西称作文化，然后传承下去吗？

我不要。

我相信每个人都可以花时间检视自己从祖先那里继承的信念，然后把不符合自己价值观的信念卸除掉，再仔细检视想要把什么信念传给下一代。

我想要传递给下一代——

我们每个人都同样地平等与重要，不管学历、职业、外貌、地位、种族、性别认同、性倾向，每一个人都同等地有价值。

我们可以练习欣赏每个人的差异，而不是把差异当作比较优越或低劣的标准。

我们可以慢下来，可以休息，我们的价值并不取决于我们做了哪些事情，累积了哪些成就或财富。我们的存在本身就是价值。

我们可以展现情绪与脆弱面，感受情绪是真实地活着的表现。

女性可以独立，有野心，有自己的想法和梦想，有自己想要的生活和事业。

男性可以展现温柔与脆弱，可以哭泣，可以表露情绪，表露情绪让人成为更真实的人。

这些是我想要传给下一代的信念，那你呢？你想要卸掉哪些继承重担？又要传承哪些信念给下一代？

让内在部分书写

这是一个我经常邀请个案们做的小活动，你可以每天给自己十五分钟，拿出纸笔，让某个内在部分书写，尽情表达他想讲的话和情绪。

这个书写活动不需要任何词汇修饰，也不用给别人读，这是一个给你内在部分说话的安全空间。写完后，就可以把纸撕掉，或是把计算机中的存档删除。你内在部分所拥有的任何情绪都是正常的，这些情绪需要的是一个被聆听的空间。

18 爱是一切的答案

面对内心的每个部分,我们需要给予爱——同理、慈悲、倾听与理解。当我们能够好好爱内心的保卫者时,他们才能开始做出改变。同样地,面对别人的保卫者,也需要慈悲与理解。

我写这篇文章时,是2021年的8月11日,4年前的这天,位于美国弗吉尼亚州的城镇夏洛茨维尔(Charlottesville),有多个白人至上团体进行集会。他们挥舞着纳粹标志旗帜,拿着充满种族歧视、憎恨移民的标语。

那天,这场集会的对面,有另一个"反种族歧视"游行。令人心痛的是,一位集会的参与者开车冲进"反种族歧视"的游行人群里,造成一位女性死亡,三十多人受伤。

写这篇文章时,我又回去看了这个事件的新闻报道和画面,我感受到身体发麻,胸口沉重,无法好好呼吸。夏洛茨维尔事件展现了美国社会的分裂、极化和累积了几百年的种族歧视问题。就如同我们的内在部分会极化、采取对立姿态,外部社会也会出现极化现象——在这个令人悲痛的事件中，当一方无法倾听另一方时，冲突就演化为暴力攻击。

我最近听到人权运动家迪雅·汗（Deeyah Khan）在访谈中说，2017年的夏洛茨维尔事件发生时，她也在现场，不过，她当时是站在白人至上主义集会人群里的。

她至今仍记得当时心中的恐惧，以及想要朝着对面"反种族歧视"的人群大喊："我是跟你们站在一起的！"

为什么她会在集会游行里？

当时她在拍摄一部纪录片，想要去理解白人至上主义团体。集会前，她正在和一位成员对谈，谈完后，那位成员说他们正要去一场集会，邀请迪雅·汗加入。

这位成员本来只愿意跟她谈一个小时，但最后他们谈了好几个小时。迪雅·汗说，她非常认真地聆听对方，而聆听很不容易，尤其当对方不断说出充满歧视和憎恨的言论时，她必须克制自己想要反击的冲动。

身为一位移民后代，迪雅·汗在纪录片一开始时就问这位成员："所以，我是你的敌人吗？"

迪雅·汗拍摄这个纪录片是为了理解和了解这些人，她完全没想到，因为拍摄纪录片，她和其中一些人成为朋友，持续保持联系。

而让她更没有意料到的，是后来一位白人至上主义团体的领袖居然打电话跟她说，他决定退出那个团体。

读了迪雅·汗所做的事情，你有什么情绪和反应呢？

当我们被"救火员"主导时

听迪雅·汗的访谈时，我可以感受到内心的不同反应——当处在自我状态时，我能够对那些白人至上主义者充满慈悲之心，能理解歧视和憎恨行为来自他们的"救火员"部分，这些救火员背后显示他们的内心有许多创伤，而加入这些激进组织是带给他们归属感与爱的方式。当我处在自我领导状态时，我知道用羞辱、责备、嘲讽的方式不会有效，反而会让他们的救火员更加激烈地反抗。

但是，在面对这些问题时，我很少能处在自我领导状态，很多时候，我都是被保卫者掌控。

我有个保卫者想激动地大喊："凭什么你们这样伤害人，散播仇恨，我还要花时间理解你们？有这么多人已经受到你们这么多的伤害，为什么感化你们还是我的责任？你们伤害攻击人，我却要给你爱和慈悲？"

在面对社会正义问题时，我很容易被这个保卫者掌控，我也意识到这个保卫者常常跳出来，只要碰到异见者发表言论，我内心就会开始感到愤怒，落入救火员的掌控中，想要羞辱、攻击对方，反驳，告诉对方"你是错的"。

当我被救火员部分主导时，我就失去了倾听对方的能力。

在我自己的咨询中，我有机会去探索这位"羞辱、攻击人"的救火员，这个部分感觉起来像是初中的孩子，我发现，这个部分认为："如果我倾听对方，不反驳，就表示我认同对方的言论。"我也意识到，似乎这个部分不知道如何和别人"不一样"，或许是在从小的教育中，她被灌输"要跟别人一样"，所以当碰到不同观点的人时，她觉得一定要说服或反驳对方，要想尽办法让对方观点跟她一致。

我也理解到，她这样做是在保护内心深处的受创孩子，那个孩子很怕犯错、认为"跟别人不一样"就表示我是错的，于是，这位"羞辱、攻击人"救火员就会跳出来说对方是错的，这样才不会触发内在那位小孩的痛苦。

我的救火员也被冻结在过去——她不知道如何容纳差异和不同，她的思考非黑即白、非常二元化，她不知道如何稳稳站在灰色地带、如何同时握有各种复杂观点。

当我有机会去认识这个部分时，我非常感谢她，我感激她对于许多社会问题的重视，我也请她相信我：我有能力踩稳在灰色地带，能倾听不同意见，而倾听不代表同意对方，而是我想要了解对方。我也谢谢她带来的愤怒，愤怒是非常重要的情绪，我可以把愤怒能量用在很多事情上面，像是读更多反种族歧视图书、练习进行困难对话、在咨询课堂中带领学生讨论社会正义问题等等，而不是把愤怒用在羞辱攻击人上。

没有"坏部分"

内在家庭系统理论相信，你的每一个部分所做的行为都是要保护你。施瓦茨博士为新书起名《没有不好的你》，就是在说：没有任何一个内在部分是坏的或邪恶的。

施瓦茨博士有机会把内在家庭系统疗法治疗带入美国监狱系统中，在那里，他看到各种非常极端的救火员部分——谋杀、性侵、暴力攻击、虐待……当施瓦茨博士能够好好去倾听和理解这些救火员时，他看到这些部分本身并不坏也不邪恶，他们只是承担起救火员的责任，做出了极端行为。

书中施瓦茨博士写道：当我们能处在自我状态时，就能看到，这些极端行为都是自己的救火员为了保护内在创伤的部分而做出的。我们内在越自卑，外在就需要越膨胀。

当然，我可以理解这些人为何有这种行为，我可以对他们内心的伤痛给予慈悲，同时看见他们的救火员对社会上的许多人造成伤害，我想阻止他们继续伤害人，我想要求他们为自己的行为负责——我可以同时容纳这些不同观点，这些观点可以同时存在。

同样地，如果你现在处于被伤害的关系中，你可以理解对方的行为，但不代表你要继续容忍、承受伤害，你可以寻求协助、建立界限来保护自己。

迪雅·汗说，那位白人至上团体领袖离开组织后，失去了原有一切的支持和自我认同，他被原来的组织挞伐，也继续被社会大众挞伐。迪雅·汗对他说：

"你不能要求这个世界立刻接纳你。你以前所做的行为，所推广的价值观，给社会带来重大伤害。你需要为以前所做的事情负责，这需要时间。但是你不孤单，我会在这里支持你。"

而我们能不能给每一个人这样的机会：去看见自己的过错，处理内心的问题，然后为自己的过错负责？

用自我领导来面对社会问题

学习内在家庭系统疗法后，我也在练习成为一位自我领导的公民——可以用自我领导的状态去面对社会问题、做社会正义倡议。

我猜想，不管在什么社会，都可以看到极化和分裂现象。我们许多人都落入了二元分化的陷阱，不管是什么问题，都只剩"支持"或"反对"两种选项。我们用"某某粉"来形容支持某些人物的群族，好像这些人只剩下同一种观点与认同。

渐渐地，我们只愿意待在同温层，和想法相似的人相处。社交网站的推荐算法更会让我们只看到自己想看的信息。遇到不同立场的人，我们的救火员会立刻跳出来攻击对方，嘲笑对方愚蠢无知，或是干脆和对方断绝关系。

就算是倡议社会正义的团体，有时也会落入被救火员掌控的模式中。被救火员主导的成员，会用攻击、羞辱、嘲笑立场不同的人的方式处理问题。

而当我们被救火员主导时，就只会激起另一方的救火员的反抗，这些互相对抗的行径通常都不太会有实质帮助，只会让双方更对立分化、更抵触、行为手段更激烈。

唯有当我们处在自我领导状态时，才能让另一个人也进入自我状态，才有可能做出改变。不然，这个社会就会充斥着救火员们的互相谩骂与攻击。

开始学习内在家庭系统疗法后，我不断思考：如果用自我领导状态来面对社会问题，会是什么样子呢？

我没有正确答案，会写这篇文章也是因为我还在学习该怎么做，我也想邀请读这本书的你一起思考，一起尝试新的方式。

我们可以去认识自己内心经常落入二元分化陷阱、想要攻击人的保卫者，然后练习让自己进入自我状态中，用自我状态去回应，做出实质的改变，让这个社会可以往更平等正义的方向前进。

把被放逐的部分重新带回家

美国黑人民权运动领袖马丁·路德·金（Martin Luther King Jr.）说："黑暗无法驱逐黑暗，只有光明能做到。仇恨无法驱逐仇恨，只有爱能做到。"

学习了内在家庭系统疗法好几年后，我终于理解了这句话——爱是一切的答案，不仅面对外部世界，面对我们的内在世界也是一样。

每个人的内心都有那些不喜欢的、排斥的、想要赶走的部分，而当我们用仇恨去面对这些部分时，这些部分并不会消失，反而会变得更极端剧烈。如同马丁·路德·金所说："仇恨无法驱逐仇恨，只有爱能做到。"

面对内心的每个部分，我们需要给予爱——同理、慈悲、倾听与理解。当我们能够好好爱内心的保卫者时，他们才能开始做出改变。同样地，别人的保卫者，也需要慈悲与理解。

如同我们的内在世界把受创、脆弱的部分流放到内心的边境，在外部世界中，我们也把那些脆弱的族群驱赶到社会边境——无家可归者、身心障碍者、问题少年，等等。

我想，这个社会想把他们赶走，是因为他们代表着我们内心那些不想面对的脆弱与伤痛。

当我们能够开始面对内心那些受创的被放逐者时，疗愈就能发生。

疗愈是整合——当我们能把那些被放逐的部分带回家、重新融入你的内在系统中时，疗愈就能展开。

同样地，如果这个社会能够开始面对那些长期被驱逐和边缘化的脆弱族群，把他们带回家，让他们重新融入社会，那么，这个社会就能开始疗愈。

这本书虽然讲的是面对我们的内心部分，但我相信借由改变我们的内心世界，我们也在改变外部世界。

唯有爱，我们内在世界的疗愈才能开始。同样地，唯有爱，外部世界的疗愈才能开始。

当你能够回到自我，重新去爱内在部分时，

这些内在部分就能转变，找回他们本来美好的特质。

现在，牵起你内心的所有孩子们，

我们一起回家吧。

Part 4

第四部分

现在，你可以重新回家了

19 疗愈，是内在世界的整合

我们的内心世界也是一样，或许你现在很想立刻改变你的保卫者，但是如果我们急着逼迫保卫者做出改变，往往会造成反效果。

我相信每个人都有生命中需要学习的课题，这些课题在我们的内心之中。我们的内在部分背负着许多重担，有些重担来自过去的经历，有些来自家族传承和社会文化。

或许，我们的人生课题，就是要学习如何卸除这些重担。因为卸除重担后，我们就能找回自己真正是谁。

在找回自己真正是谁的旅途上，我们需要先知道自己不是谁——我们不是我们内心那些情绪、想法、信念或行为。刚开始学习内在家庭系统时，我以为内在部分就是他们所呈现出的行为与想法，但后来我了解到完全不是这样。原来，内在部分是住在我们内心的人们，他们有自己本来的特质，但成长过程中为了保护我们，他们被迫承担各种责任与重担，隐藏了原有的特质。

在内在部分有机会卸除重担后，就能够重拾他们本来的美好特质。

譬如，"自我批评者"部分卸下批评羞辱的工作后，或许可以变成你的啦啦队，用鼓励的方式继续帮助你向目标前进；"照顾人"部分可以帮你设定界限；"喜欢批评别人"部分可以帮助你看见与学习别人的优点；而那位本来很严格的"工作狂"部分可以教你如何放松……我们每个内在部分其实都非常有智慧，也都拥有美好的特质，只是他们被冻结在过去，卡在过往为了生存所发展出的职责中。

如果你能帮助内在部分卸除重担，就能找回你可能从来不知道自己拥有的特质。或许，过往你觉得自己是怎么样的人、认定自己喜欢或不喜欢什么，这些都是内在部分背负的信念重担，并不是真的。

或许，在卸除重担后，你就能回到真正的你。

当我们不强迫改变时，转变才能开始

加博尔·马泰医师在纪录片《创伤的智慧》中说："如果你能够在这个人所在的位置跟他相会，好好善待他，而不要只想着赶快改变他，就能开启转变的可能。"

很多时候，我们认为要帮助人，就是要他们"立刻做出改变"，而马泰医生过去长期接触街头无家可归的药物成瘾者，从这些互动中他理解到，当他能够尊重与善待每一个人时，当他能真正去了解倾听而不是急着想改变对方时，改变才真的能发生。

对于我们的内心世界也是一样，或许你现在很想立刻改变你的保卫者，要他们不再批评你，不再暴饮暴食，不再这样或那样。但是，如果我们急着逼迫保卫者改变，往往会造成反效果。

我们要做的，是抱持着好奇心，去认识、倾听和理解这些保卫者。这些内在部分就是住在我们内心的人们，就像我们善待外部世界的人一样，我们可以用同样的方式善待住在内心的人们——给予他们爱、尊重与理解。

如果保卫者感受到被理解与倾听，知道可以信任你，也了解原来你已经不再是个孩子了，他们不需要再用过往的方式保护你，那么，他们就有可能愿意卸下重担，开始转变。

对于内心被放逐的孩子来说，他们更需要你的爱，长期以来他们都被保卫者们驱逐到边境，觉得孤独。被放逐者需要知道可以信任依赖你，知道当他们感到痛苦时，会有你的陪伴与安抚。

当内在孩子们好好被爱时，我们才能卸除重担。

过去十年，我内心一直有个声音想要找到疗愈的答案，而我也不断向外寻找。读完了咨询硕博士学位，投入各种训练课程，我很感谢我找到了内在家庭系统疗法，它引领着我回到内心——然后发现，原来答案就在我心里。

现在我相信，我们人生需要的所有东西，都已经在我们的内心中了，只是过去的伤痛经验让我们的内在系统失衡，让某些保卫者担起重任，并把某些受创的孩子驱逐。

如果我们能够走进内心深处，找到那些被驱逐的受创孩子，帮助他们处理冻结在身上的伤痛和情绪，然后将他们重新带回系统中，就能重新整合，让内在系统变和谐。

疗愈就是进入内心，重新做联结和整合——如此简单，也如此深刻。

每天，观察有多少自我状态

在学习内在家庭系统疗法后，我开始练习用自我领导的方式过生活。

进入自我状态是一种身体感受，当我处在自我状态时，我感受到身体被稳稳地支撑，我的胸口是打开的，心是开启的，呼吸非常顺畅。

现在，我每天会暂停下来，去觉察这个当下我有多少自我状态。对我来说，胸口的感受是一个很好的觉察准则——只要观察胸口现在是紧缩关闭状态，还是舒坦开放状态，就知道我现在是否处在自我状态中。

当然，自我状态并不是非黑即白，"有"或"没有"，而是像一个光谱，有不同程度。譬如，写这段文字时，我感觉到大概只有30%的自我，感觉到胸口有点沉重和紧缩，心是关起来的。于是，我让自己做几次深呼吸，去觉察有哪些内在部分需要我的关注。

我观察到，我的"写作"部分很焦虑，她内心有个进度规划，想要赶快把这本书写完；"女超人"部分则感到紧张，她想要规划未来，但现在生活中有许多不确定性，让她觉得很有压力。

于是，我花点时间跟她们对话，说我听见了她们的声音，她们可以信任我，可以稍微放松。我告诉"写作"部分，不管今天进度如何，她都已经足够好了。我也跟"女超人"部分说谢谢，感谢她总是帮我规划好一切。我告诉她，我有能力和未知共处，可以跟"不知道"待在一起。有时候不用知道，反而会有意想不到的美好事情出现。

我邀请你每天花一点时间，觉察你现在是否处在自我状态，或是有多少自我存在。你可以问自己："现在谁在驾驶座？"是你在开车，还是内在部分在开车呢？若你发现你的保卫者在驾驶座，你可以跟他们沟通，请他们信任你，让他们到后座休息。当然，他们还是可以给你建议，你也会好好地倾听。

当我能够处在自我状态时，我就更能够展现真实的自己。我可以表达真实的声音和感受，可以展现我的脆弱和不完美。因为，当我的内在孩子知道她们有我可以依靠时，外界如何回应，都不会有那么大的影响力了。

别人可以对我生气，可以批评我、拒绝我，可以不喜欢我写的东西。过去，外界的评价会让我的内在孩子们很担心；但现在，我的内在孩子知道我爱她们，我不会抛弃她们，这些外界评价就不再产生剧烈影响了。

我的内在孩子们知道：不论发生什么事情，我们都会好好的。

我们和内在部分的关系，就是和外部世界的关系

想象一下，如果我们都可以用自我领导状态生活，那么，人与人之间的相处会多么不同。我的内在孩子不用害怕会被抛弃，我能向你展现真实的自我，而不是只展现出完美的样貌。我可以用真实的自我和你相处，而不是只让保卫者和你相处。

许多人际关系的困扰，都来自内在系统的失衡。因为内在孩子害怕不被爱，所以保卫者确保我们展现出别人喜欢的样子，达到别人的期待，满足别人的需求。于是，我们压抑自己的情绪，抑制表达自我，牺牲委屈自己。

我们的保卫者总是活在过去或未来，他们被冻结在过去的痛楚中或是不断担忧着未来。而当我能进入"自我状态"时，我就能活在当下，能够感受每个当下我的经验、情绪与身体状态。我理解到，能够处在当下就是能够面对未知，我只需要活在此时此刻，迎接每个此时此刻的到来。

我学习内在家庭系统疗法是为了疗愈自己的内心，而这趟疗愈之旅让我最惊喜的，是发现当我改变自己内在世界的关系时，也同时改变了和外部世界的关系。当我能够接纳与爱自己内在每个部分时，我也能够接纳别人的每个部分。

当我能够和自己内在的脆弱与情绪待在一起时，我也能和别人的脆弱和情绪待在一起。

当朋友感到痛苦时，我可以给这份痛苦一个舒展的空间，我"想解决问题"或是"叫对方不要再难过"的冲动消失了，因为我能够和对方的痛苦相处——不需要去改变，只要待在一起就好——就如同我能够和自己内心的痛楚待在一起。

我们与外部世界的人际关系，着实反映着我们内心世界的人际关系。

我相信，人的本质是爱与联结，我们每个人的内心都有这些特质。

而我想通过这本书让你知道，我们每个人都有能力疗愈自己，答案和力量就在你的内心里。希望这本书可以帮助你认识自己的内在，让你回到自我状态，找回真实的自己，用自我领导的方式过真实的人生。

20 每一个内在部分，都是被欢迎的

创伤再度浮现，并不是表示我失败了，也不是我做不好，而是我的内在部分需要新的方式疗愈，而我也有能力帮助他们转变与疗愈。

我的内在家庭系统疗愈之旅中发生的非常幸运的事情，就是有一位也在学习内在家庭系统疗法的挚友。莫莉是我生命中一位非常重要和珍贵的朋友，她在就读咨询硕士学位时，当时念博士的我是她的督导，毕业后，我们保持联系，建立起珍贵的友谊。我们在疫情中每周都通过视频联系，分享各自内心的成长。因为莫莉是如此重要的人，我询问她愿不愿意为我的书写一篇文章，由我翻译成中文，向读者分享她的内在家庭系统疗法疗愈旅程。以下是来自莫莉的分享。

来自内在部分的渴望

几个月前，我跟丈夫说我的"写作"部分非常需要写作，但是她有几个条件：第一，她要能不加修饰地写出我真实的疗愈之旅；第二，

她想要我写的东西可以被出版；第三，她不想让我的家人或亲戚读到我写的东西。所以，当我的挚友佩萱，在不知道这些条件的前提下，询问我愿不愿意为她的书写一篇文章时，我的内在部分非常惊喜——哇，我的"写作"部分列出的所有条件都成真了！

亲爱的读者们，在这里，我谦卑地跟你们分享我的内在部分和她们的故事。我无法欺骗掩饰，只能真实地分享我的疗愈之旅——这个旅程很混乱，写这篇文章的过程中，我也充满挣扎，因为生命发生了许多改变。

让我们先开始吧，我再解释发生了什么事情。

得到内在部分的允许，开始写作

当我准备写作时，我闭上眼睛，想着我站在舞台上，看着坐在观众席的人们——我的内在部分们。我缓慢地呼吸，对她们说："佩萱邀请我（和你们）写这本书，这是很重大的事情，我知道'写作'部分非常兴奋，但我知道你们其他人也有话要说。因为这只是一篇文章，我们没办法全部都出现，等未来我出书时，你们就有足够的空间分享自己的故事。"

我的"鞭打者"部分立刻高举起手，她有着宽阔的肩膀，穿着一件黑色披风。如果不是已经做了许多自我疗愈，知道那吓人的身形底下是一位踩着高跷的小孩，我可能还会很怕她。她已经保护我好久了，我也知道她现在非常急切地要保卫我，我向她点点头："请说。"

她清清喉咙，把胸挺直："你在跟我开玩笑吗？写书？不行！当然不行！我说过了，不可以写书，你疯了吗？你的阿姨会读到，爸爸也会读到。而且你还有孩子！"等她说完后我回复："这本书不会用英文出版，而是用中文出版，是中文！所以不会有家人读到，你们可以不加修饰地说自己的故事！"听完后，"鞭打者"部分点点头同意说："那我没问题了。"

观众席成员们安静了一阵子，接着，后排有只小手举起来，绑着辫子的六岁莫莉小声地说："你可以告诉读者你是如何拯救我的。"十五岁的莫莉也跟着加入。接着，十七岁怀有身孕的莫莉站起来说："你要告诉大家我的故事。"一个接着一个，想出现在书中的内在部分纷纷站起来：我的"演员"部分、"鞭打者"部分、"疗愈者"部分和"暴食"部分都起身了。

我看着她们说："我知道你们想要我分享什么故事，但你们确定我可以分享吗？"她们望向彼此，然后对我点点头，也同意了"写作"部分把我的性创伤写成文字，希望这些文字可以帮助到正在阅读的你们。

我深吸了一口气，把手放在我的心上，轻柔地说："每一个部分都是被欢迎的。"然后，我让"写作"部分出现，分享我是如何疗愈性创伤，如何回到自我领导状态的。

我如何接触到内在家庭系统疗法

在心理咨询研究所就读的第一个学期，有位咨询师到课堂中谈论失落与哀伤，过程中简单提到了内在家庭系统疗法。那是研究所第一次有人解释一个帮助人看见他们内心的复杂性和完整性的理论，这也是我看待个案和自己问题的方式——每个人都是完整的、善良的，我们的内在部分只是想要保护我们。那次的简短介绍让我被内在家庭系统疗法吸引，下课后我去和这位咨询师谈话，她告诉我，她工作的机构接下来会有一个为期三天的内在家庭系统疗法训练课程。

第二天，我和我的督导第一次见面，我很紧张地跟她说我最近听到一个理论叫作内在家庭系统疗法，虽然以前从来没听过，但我很喜欢，接下来也要去参加课程。我的督导回应，她刚好也要去参加那个课程！原来举办课程的正是她实习的机构。这位督导就是佩萱，我非常感激命运让她成为我的督导。

那次的课程中有个类似心理剧的体验活动，讲师路易丝·埃尔曼博士邀请现场一个人当个案探索自己的内在部分，然后由其他人扮演他的内在部分。我鼓起勇气当这个个案，埃尔曼博士问我想探索什么问题，当时还只是个硕士生，刚开始实习工作，准备咨询真实个案的我说："我很害怕我会伤害到个案，我很恐惧自己根本不知道在干吗，怕自己根本没准备好，怕自己不值得帮助别人。"

埃尔曼博士邀请其他学员来扮演我的内在部分。第一位出场的是我的"鞭打者"部分——这是我第一次认识"鞭打者"部分。这位很爱批判的部分总是对我有超高标准，她告诉我一定要完美，除非我完美了，不然我的需求一点都不重要。"鞭打者"部分知道我一定会把每件事情都搞砸，扮演"鞭打者"部分的学员紧贴在我右边，不断地对我大声重复："你不要搞砸！不要毁了任何人！"

站在我左边的是"注意力缺失"部分，扮演"注意力缺失"部分的学员大喊:"就是你混乱的头脑把一切事情都搞砸,你根本不可能帮助到人!"在埃尔曼博士的帮助下,"注意力缺失"部分愿意稍微站远一点,让我看见我的"谐星"部分——这个部分常常用开玩笑和搞笑的方式,帮助我分心,减缓恐惧。

一个接着一个,不同的人来扮演我内心常出现的不同部分。我看着这些部分在我面前,不断重复他们对我的能力的担忧。埃尔曼博士带着我去一一面对这些保卫者,而在保卫者们愿意稍微站开后,我终于看见她们身后的被放逐者们。

我看见了十七岁的莫莉,她怀着身孕,浑身充满不安全感,觉得自己很糟糕。扮演十七岁莫莉的学员对我说着:"我不值得求救,是我把自己搞砸的,我现在是个年轻的单亲妈妈,我需要长大,不能让大家看见我在痛苦挣扎。"埃尔曼博士带着我去关爱、抚慰这个十七岁的莫莉,在她愿意站远一点后,我看见后面还有一位六岁的小女孩。

当六岁小女孩莫莉出现后,我的"鞭打者"部分开始挡在我和那位小女孩之间。突然间有个记忆片段浮现出来,我开始掉眼泪——

六岁时,有次我妈妈把我送到她的朋友家玩,在那里,我受到了性侵害。回到家后,我非常愤怒,我觉得被妈妈遗弃了,被她逼迫才去到那里的。我妈妈当然不知道我被伤害,只认为我在闹脾气,因为我忌妒姐姐可以邀请朋友来家里玩。所以她很生气地抓着我的衣领对我大吼:"你这个被宠坏的坏孩子,真是够了!给我去你的房间!"

那个当下,我的"鞭打者"部分诞生了,她来帮助我不去感受羞愧,不去感受妈妈的愤怒、我的愤怒和我的创伤。她帮我压抑脆弱,让我麻痹情绪，不准我犯错，这样我就不会被人批评"被宠坏"。突然间，一切都清晰了——我很害怕帮助人，是因为过去的我从来没有好好被帮助过；我很怕把事情搞砸，因为我把自己搞砸了；我很害怕看见身处痛苦中的人，因为当我以前表达痛苦时，总会让我深陷更多麻烦与痛苦。

这个活动转变了我的人生，开启了之后持续几年的内在家庭系统疗愈之旅。我理解到，我的"鞭打者"部分因为童年性创伤诞生。而我后来持续经历同样的伤害，是因为我觉得自己不能求救，也不值得被帮助。我非常想帮助别人疗愈，但又恐惧自己是个冒牌咨询师。这个活动让我看见多年来我的保卫者努力隐藏的被放逐的孩子们，我终于有机会蹲在六岁莫莉前，告诉这位小女孩那些当时的我希望可以听见的话。后来，我也有机会帮助这位小女孩卸除重担，将她从黑暗中带出来。

认识我的内在系统

那次课程开启了我的疗愈之旅，我持续做咨询和内在部分对话，好好聆听她们。我理解到我的许多部分都是因为性创伤而诞生，到目前为止，你们已经认识了我的管理员"鞭打者"部分，接下来我想介绍其他内在部分：

被放逐者

"六岁的莫莉"

因为那天妈妈的回应，这位六岁小女孩背负着创伤，她非常怕被批评，尤其是任何跟"被宠坏"类似的指责，也非常害怕愤怒情绪。有好几年，我完全无法面对自己的愤怒。这位小女孩也很怕任何来自妈妈的评价，所以当妈妈在时，"鞭打者"部分一定会出现让我完美。后来，我有机会跟妈妈谈论我的性创伤经历以及她当时的回应对我造成了怎样的重大影响，也有机会修复我们之间的关系。而我知道，不管我和妈妈的关系是否修复，我都能够拯救这位六岁小女孩。

"十五岁的莫莉"

因为童年性创伤，加上成长过程被灌输严格的教养教条，十五岁的我深信我很肮脏、糟糕。所以当高中男友强暴我时，我没有反抗，也没有求救，我相信我活该，反正我已经不"纯洁"了。十五岁的莫莉，带着更多的创伤与秘密。

"单亲妈妈莫莉"

我高中时，男友让我怀孕了（他现在是我的前夫）。那时的我认为我没有权利抱怨，不能求助，应该结婚，然后当个完美妈妈。所以我十九岁结婚，婚姻中也不敢要求避孕，二十岁时怀了第二胎。二十一岁时我离婚，这段充满暴力与虐待的婚姻把我的自信心全部碾碎，让我不敢追寻梦想，不敢制定目标，对读书也充满恐惧。这部分被冻结在过去，以为我还是那个少女妈妈，要独自抚养孩子，不知道我已经长大了。

救火员

"亲密关系"部分

十六岁生日后,我的这个部分诞生了。当时的我经历许多创伤,有很深的无助感,而这个部分认为:如果我主动跟大家发生亲密关系,那我就不可能被伤害,我会有掌控权。这个部分跟许多人发生亲密关系,她让我从中得到认可,让我觉得自己被需要。有好几年,我的生活都被这个部分主导,直到我去看见她,好好爱她,她才卸下重担。

以上这些都是因为性创伤而出现的部分,除此之外,其他内在部分也出来保护我。

"暴食"部分

一直以来,我的体型都很瘦小纤细,我也很享受被大家称赞身材。直到硕士期间,我的"暴食"部分出现了,我开始饮食失调。我理解到,当时"亲密关系"部分被疗愈,她放下了她的重担,而我无法再用亲密关系来保护自己,"暴食"部分便承担起工作,借由增重让我不具备吸引力。尽管我现在和一位很棒的男性有着一个健康快乐的婚姻生活,但是每当我心中感到不安全或是当创伤被触发时,"暴食"部分还是会出现,用暴饮暴食来麻痹我的痛苦。

管理员

"疗愈者"部分

因为自身的创伤,我的"疗愈者"部分很敏锐,能觉察到别人的创伤，并且帮助他们疗愈，而这也是我现在的工作——帮助个案疗愈他们的创伤。也因如此，我的"疗愈者"部分常常会接下太多事情。我时常提醒她，我也是一个人，也需要休息。"疗愈者"部分需要我的自我来帮助她暂停与反思。

"演员"部分

从小我就非常喜欢在舞台上表演，我的"演员"部分充满活力，她帮助我把内心的痛苦转化为角色的生命。借由演戏，"演员"部分让我可以逃离到其他世界，不用面对自己的创伤。

"母爱"部分

我是一位有着两个孩子的妈妈，同时也有一个"母爱"部分管理员。这个部分充满慈爱，她也认为自己要负责保护每一个人，随时检测危险。她承担了太多事情，不想让任何人感到痛苦。我非常喜欢这个部分，我也会不断提醒她我是安全的，我的孩子们也是安全的。

当创伤再度浮现时

这几年来，我努力疗愈上述列出的内在部分（当然还有更多），这些部分帮助我成为一位母亲、妻子、朋友、心理咨询师、家庭治疗师、学校咨询师以及现在作为一位人生教练和灵气（Reiki）治疗师。我很想说："我疗愈自己了！"

当佩萱邀请我写作时，我也是这样认为——我创业了，也有自信，身体健康，与丈夫和孩子有很好的情感联结，我觉得过去的创伤全部都被疗愈了。

直到2021年10月我去了一次迪士尼乐园，才发现，完全不是这样。

迪士尼乐园对我而言是个充满负面回忆的地方，因为我上次是和高中男友一起去的，而那次旅行充满创伤。就算如此，我对于带两个孩子去玩非常兴奋，也相信过去的创伤不会影响看着孩子玩乐的喜悦。抵达后，孩子们玩得非常开心，我却不断浮现出15年前发生的创伤画面——原来当时有这么多创伤和情绪虐待，这些记忆早早被我的内在系统压抑。

十五岁的莫莉被触发了，而我的其他保卫者不断跳出来，想叫这个十五岁的莫莉安静。我的"暴食"部分出现，不断把甜食、油炸物以及其他已经戒掉许久的食物塞进自己的嘴里；我的"谐星"部分不断搞笑、开玩笑；"母爱"部分则是把所有注意力放在孩子身上……我的保卫者们成功地压抑想要浮现出来的性创伤，直到某天晚上睡觉时，我尿床了。

那天半夜醒来时，我感觉到湿热、黏腻，然后惊恐地意识到：我尿床了。怎么会发生这样的事情？随后我理解到，当创伤被触发时，我的保卫者们不断抑制那位受创的十五岁的莫莉，所以十五岁的莫莉只好想其他方法来得到我的关注，于是她让我尿床。

我轻轻换了衣服，走到饭店大厅，羞愧地跟柜台人员说我尿床了，请他们早上在我们离开时偷偷帮忙换床单。那位柜台人员似乎不太会说英文，也无法理解为什么我会尿床。当我离开柜台时，她叫住我，用很温柔的声音说："我很抱歉你发生这样的事情！"

这正是十五岁的莫莉需要的，她需要有人跟她说："我很抱歉你经历了这些事情。"但是我却没有这样温柔对待她。

这次旅行让我学到许多宝贵经验：第一，疗愈创伤是一辈子的事情，不会有结束。第二，当我们不愿意面对创伤时，有时候身体就会用激烈的方式传递信息，像是我的被放逐者需要借由尿床才能让我关注到创伤。

有时候让保卫者出动是没关系的，因为在游乐园里无法真正做治疗工作，所以我有意识地继续让"暴食"部分大吃大喝，然后给予自己许多同理心。最后我学习到，我能同时感受创伤与喜悦。我完全没有预料到这场旅行会发生这样的事情，但我也很感激，正因如此，我才有机会去疗愈尚未被处理的创伤。我能够喜悦地看着孩子快乐玩耍，眼角泛泪地看着乐园晚上美丽的烟火，同时让那位十五岁的莫莉站在我的孩子身边，让她也看见迪士尼乐园里快乐开心的世界。

疗愈工作，永远不会结束

我很想说，从迪士尼乐园回来后一切都很美好，但很令人失望的是，事情并不是这样。回来后我依旧感到痛苦，我内在部分非常需要我。我觉得，好像过去所做的疗愈工作都失效了，现在我又要重来一次。

回来后，我让"写作"部分继续写这篇文章，但是她不知道该如何写，因为人生并不像她本来想写的那样发展。"写作"部分无法帮助我。接着我被邀请到当地剧院演戏，虽然我的"演员"部分很兴奋，但我无法从表演中得到满足的感觉。这次"演员"部分也无法帮我逃离到另一个世界。我的"暴食"部分持续出现，她让我暴饮暴食，两个月内增重了4.5公斤。这个被触发的创伤让我无法和丈夫保持健康的联结，也无法让我给予个案疗愈空间。我的"注意力缺失"部分让我分心，我不断拖延各种事情，累积了许多待办事项。

我完全迷失了，我感觉自己无法进入自我状态，过去那些有效的方式，对我已经不再适用了。

于是，我坐了下来，和我的内在部分们对话："我知道去迪士尼乐园很痛苦，我现在在这里陪你们。我想要试着帮助你们，但是都没有用。你们现在需要什么？我可以怎么做？"然后我听到回应："我们需要肢体律动。我们对心理咨询感到厌烦了，不要再叫我们说话了。你需要开始游泳和跳舞。"

我照做了。我开始每天游泳，做力量训练，然后上肢体律动课程。因为这些身体律动，我重新变回我自己，回到自我状态。

几年前，我天真地认为自己已经疗愈了所有创伤，而现在我认识到，创伤再度浮现，并不表示我失败了，也不是我没有做好，而是我的内在部分需要新的疗愈方式，而我也有能力帮助她们转变与疗愈。我有能力倾听、帮助、领导她们。我学习到：生命会不断改变，我的内在部分也在转变，然后疗愈之旅永远不会终止。

内在家庭系统疗法改变了我的生命，也让我持续转变。因为我能够面对内心所有部分，所以我知道自己的黑暗面，也知道我的力量。因为和内在部分的关系改变了，我的其他关系也跟着改变。我知道自己有缺陷、不完美，但依旧美丽、完整。

亲爱的读者，谢谢你，让我的内在部分能够分享她们的故事。同样的，我也非常尊敬你的内在部分和他们的故事。你是多重的、复杂的，也是完整的。

21 回家

现在我了解了，向外寻找不会有答案，因为家在我的内心之中——当我回到我的本质、享受我的存在时，我就有回家的感觉。

我猜想，每个人的一生都可能会发生深刻改变你的重大事件，让你将人生划分成"事件前"与"事件后"。2020年暴发的新冠疫情，对我来说就是这样的重大事件，疫情改变了我如何生活以及我对人生优先级的看法。现在的我，就和疫情前的我非常不同。

而我人生中还有另一个影响我的重大事件，在2018年情人节前夕，我所熟悉的世界突然间碎裂了。

我深刻记得跨年迈入2018年时，那时的我心中对于新的一年充满兴奋与期待：我预计会博士毕业，结婚并搬到新的城市工作。

而新的一年到来，我预期的事情，没有任何一件如期发生。

我经历了一场毫无预期的恋情背叛，它把我本来熟悉的世界震碎，打乱我本来的规划。

我延期毕业，本来计划搬去的城市不用去了，我对未来充满茫然，不知道接下来要去哪里，又会发生什么事情。

这个突如其来的改变，让我的内在部分十分慌乱。我的"女超人"部分总会把人生规划好，让一切都在她掌控中。如今她规划好的未来全都消失了，她非常恐惧，不知道如何面对未知。

我的"照顾人"部分开始怪罪自己，觉得是我的错，是我做得不够好，才会发生这样的事情。

而我内心那些被放逐的孩子们，她们心中的恐惧和信念都成真了——我不重要、我没价值、我被抛弃。我充满愤怒、悲伤、震惊、失落、恐惧、痛苦……

光是写下这些文字，我都能感觉到身体的反应——胸口沉重、眼眶胀热、呼吸急促……似乎我的身体回到了那时。

现在回想起来，我非常感谢当时的自己，愿意停下原本快速的生活步调，和痛苦情绪待在一起。

因为，正是那些痛苦，开始带着我走回内心世界。

我开始做咨询，让自己的人生慢下来，尝试去感受情绪以及面对内心该处理的问题。

2018年，我规划的事情一件都没发生，但发生了许多没预期到的美好事情——那些痛苦情绪把我的保卫者筑起的心墙击碎了。也因为墙倒塌了，我能够真正走入内心，也让其他人走入我的内心——我的家人、朋友、督导、博士班的教授与同学、同事。那是我人生中第一次感受到：原来我一点都不孤单，我不是只有一个人。

过去几年来，我坚定地走在这条疗愈之路上，我开始做内在家庭系统治疗，我认识了自己的管理员、救火员，我看见了被放逐在内心边缘的受创孩子。

我理解到，原来过去的亲密关系中，就像是"神奇厨房"比喻中出现的第二种情境，我内心的受创孩子感受不到来自我的爱，所以需要从伴侣身上讨爱。也因为她们害怕被抛弃，我的保卫者们在恋爱中努力展现完美，甚至牺牲自己的需求。过去，我的内心常常出现声音告诉我"要离开"，但我不敢倾听这个信息，让自己继续待在根本不适合的关系中。我也背叛了我自己。

2018年时，我以为自己的世界碎裂了。

几年后我理解到：那个被击碎的世界，是我的保卫者们建构的世界，根本不是我要的世界。

原来，唯有保卫者建立的世界被击碎了，我才有机会去建立一个我真正想要的世界。

在内心深处，我找到珍贵的孩子们

美国作家约瑟夫·坎贝尔（Joseph Campbell）说："你最不敢踏足的洞穴中，就藏着你所寻找的宝藏。"

过去几年来，我对自己感到最骄傲的事情，不是学历或成就，不是出了几本书或是办多少演讲，而是我愿意走进我害怕的洞穴中，去面对内心深处的痛苦和恐惧。

在那里，我找到了极度珍贵的宝藏。

我找到了我内心那些被放逐的孩子们。

我陪着这些孩子疗愈，在这些孩子卸除“我不重要、不会有人爱我”的信念重担后，她们开始拾回原本的美好特质。

在这些珍贵的内在孩子身上，我找回了创造、玩乐和感受的能力，也找回了想要与人联结的能力。

当然，这些孩子偶尔还是会感到痛苦，但现在她们知道可以来找我。她们知道自己不再孤单了，因为我会在这里陪她们，不管外部世界发生什么事情，她们都有我，我会好好爱她们。

过去这段期间，我发现自己更常创作了，我原以为这是疫情中的新兴趣，但后来我发现，这是我内在被放逐的孩子们回家了，我正在和她们源源不绝的创造力做联结。

施瓦茨博士提到，许多个案在进入自我领导状态后，人生优先级会有很大的改变，这一年多来我也觉察到这些改变——学历、成就、职位头衔、学术成就、别人如何看待我……那些过去我觉得重要的东西，现在，一点都不重要了。

原来，以前我的人生目标，是我的“女超人”部分的人生目标，并不是我的。

在我开始成为内在家庭里的“大人”部分后，我的保卫者们也开始转变。

过去，我的“女超人”部分认为产出是最重要的事情；而现在，“女超人”部分会协助我规划时间，做我觉得重要的事情——创作、写作、阅读、与人联结、与大自然联结。

她常常会问我："这些是你生命中重要的事情吗？你真的要把时间花在这些事情上面吗？"原来，在"女超人"部分卸除了"一定要工作"的重担后，她就拾回了本来的特质——冒险、尝新、探索不同可能性。原来，我的"女超人"部分充满智慧，她会不断提醒我要过有意义的人生。

在我的"照顾者"部分卸下"我的需求不重要，满足别人的需求才会被爱"的重担后，她开始帮我建立界限，帮我拒绝邀约，让我有空间做我真正有热情、对我有意义的事情，而不是对任何邀约都说好。

当我的保卫者们不需要再冻结在本来的角色行为中时，另一个美丽的世界就进入到我的生命里——我开始能够充满好奇心地观察这个世界，能够慢下来，能够活在当下。

甚至，我开始对于"未知"抱着好奇和兴奋感：如果不计划，而是让生命自然展开，那人生会是什么样子？还有哪些部分的自己，是我根本还不认识的？

回到我的本质，就是回家

在写这本书时，"家"这个字常常冒出来，在美国居住十年，经常往返台湾和美国，我常思考："到底哪里是家？"

一直以来，我都找不到这个问题的答案，但现在我理解了：我找错地方了。过去我一直在"向外"寻找答案，评估外在的环境，然后决定哪里是家。

现在我了解了，向外寻找不会有答案，因为家在我的内心之中——当我回到我的本质，享受我的存在时，我就有回家的感觉。

以内在家庭系统疗法的语言来说，当我能够进入自我状态时，我的内在部分能够安心自在地待在我的内心世界里，这就是家。

一个美好的家并不是要每位家庭成员都看起来完美，而是每位家庭成员都可以感觉到被倾听、理解，都可以展现真实的自我，都可以安心待在这个家里。

我想要打造一个内心的家，让我的每一个内在部分感觉到被接纳。

当然，我的疗愈之旅还是继续进行着，我相信自我探索是一辈子的工作。我持续做内在家庭系统治疗，去认识自己更多的内在部分。

偶尔，我的保卫者会落入过去的习惯中，而我会好好安抚她们；那些被放逐的孩子有时候也会感到痛苦，我也会好好陪着她们。

我的内在部分回家了，我也非常希望你的内在部分可以回家。而你是那位可以带他们回家的人。

我非常希望这本书可以帮助你，开始认识你的内在部分，爱他们，然后带他们回家。

祝福我们都走在回家的路上。

后记

这本书，是要献给你

写这篇后记时，我觉得非常不真实。

一直以来，我都很想写一本介绍内在家庭系统治疗的书，2018年签了书约，有3年多的时间我写不出来，我甚至不知道，我能不能真的写出一本介绍内在家庭系统疗法的书。所以写这篇后记让我百感交集——我真的写出这本书了！

这也是一本写作过程最有趣的书——从本来对写书充满恐惧，到后来充满兴奋；从本来每天坐在屏幕前打不出一个字，到后来每天不断涌出几千字来。我想，我能写出这本书，是因为我的内在部分想跟你的内在部分说话。我的保卫者们和被放逐的孩子们，想跟你的保卫者和被放逐的孩子说：你们一点都不孤单！

我在写这本书时，心中想着的是每一位会读到这本书的你。

如果你翻到书最前面的献词页，会看到这本书就是要献给你的内在部分——你的管理员、救火员以及被放逐的孩子们。他们一直以来都很努力地帮助你。他们可能不被理解，被评价指责，就算如此，他们还是继续保护你，努力做着他们认为可以帮助你的行为。

虽然我不认识在读这本书的你，但我对你的保卫者们充满感激与敬畏，我想跟你内心的每一位保卫者说："谢谢你们这么努力保护想保护的人。"

我也对你内心被放逐的孩子们充满不舍，他们替你承担痛苦情绪，然后被赶到内心边缘。我想告诉这些孩子们："你们很有价值。你们是被爱的。"

而我知道，你的保卫者和被放逐的孩子最希望听到说这些话的人是你，不是我。所以我写这本书，希望你能够走进内心世界，好好认识、理解他们，然后和他们说：你爱他们。

前段时间我看了纪录片《创伤的智慧》，影片中加拿大医师加博尔·马泰将创伤定义为"和自己失去联结"——当过去发生痛苦事件时，你没有能力和这些痛苦情绪待在一起，就会和自己失去联结。因为若继续待在自己的身体里，就要感受情绪，实在太痛苦了，你只好"离开"。

以内在家庭系统疗法的观点来说，创伤的确就是"和自己失去联结"，因为过去的伤痛，你的内在部分承担起帮助你存活的职责，压抑他们本来拥有的美好特质。他们会这么做，都是在帮助你，让你能继续生活。

而创伤复原，就是重新找回和自己的联结，找回内心那些被放逐的部分，让他们重新回家。马泰医生说，这部纪录片会取名为"创伤的智慧"，有两个含义。第一个含义是我们从创伤的复原过程中，会得到许多智慧。

过去发生的伤害都不是为了要"教导"我们什么，那些伤害都是世代累积下来的创伤，传递到我们身上。但是，从处理自己伤痛的过程中，我们可以得到许多智慧。我看着马泰医生和其他创伤治疗界的专家们（他们也都经历过创伤），把从努力复原过程中获得的智慧传承给我们。如果他们没有踏上复原之旅，今天我也无法得到这些宝贵的知识和智慧。

我想着，如果我们每个人都有机会处理自己过去的伤痛，我们就都能找到许多智慧，那么，这个世界一定会变得很不一样！

取名"创伤的智慧"的第二个含义是指我们的身体充满智慧——身体会做出任何帮助我们存活的事情，像是解离、麻痹情绪、成瘾行为、抑郁……这些行为也都是为了保护我们。

当我理解到身体的智慧时，我想着：我们的内在部分真的充满了智慧啊，他们可以想到用暴饮暴食来麻痹你的情绪，想到用不断羞辱你的方式帮助你进步，想到让你身心解离来不用感受情绪。在你年幼无助时，你的内在部分可以想到这么多方式帮助你存活。想到这里，我对我自己的内在部分，以及对每一个人的内在部分充满尊敬与感激。

我相信我们每一个人都紧密联结着，我们与地球上的每一种生命，与土地以及大自然也都紧密联结着。当我有机会疗愈时，就能让你变得更好；当你有机会疗愈时，也能让我变得更好。因为我们每个人之间是如此深深联系着。所以，我希望写这本书，让你知道如何使用内在家庭系统疗法，让你有机会进到内心去认识你的内在部分，展开你自己的疗愈之旅。然后，我们都可以找回自己。